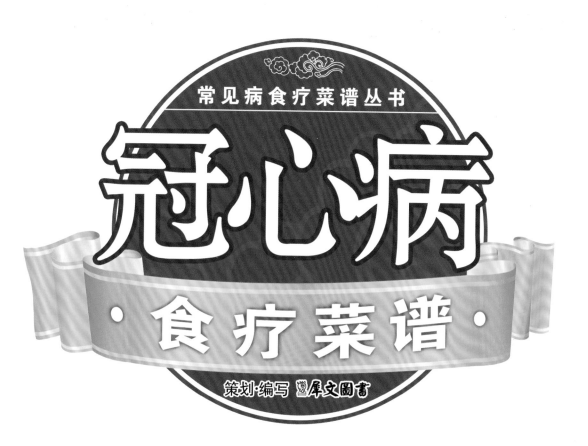

常见病食疗菜谱丛书

冠心病

·食疗菜谱·

策划·编写  犀文圖書

U0312091

江苏科学技术出版社

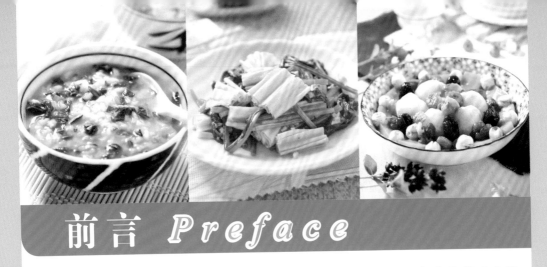

前言 *Preface*

　　随着社会经济、医疗技术的不断发展，人类的生活质量和身体素质也得到相应地提高，但紧凑的生活方式、紧张的工作劳动、混乱的饮食习惯，也不断地侵蚀着我们身体的"健康防线"，导致各种各样的疾病趁虚而入，缠扰着本就疲惫不堪的我们。俗话说："家有一老，如有一宝；家有一病，饮食难定。"一人生病，全家人的饮食习惯不得不改变，这样便造成饮食习惯的混乱，并影响到日常生活和工作。因此，我们针对家庭和个人的需求，从传统医学"药食同源"的角度，科学系统地策划出这套《常见病食疗菜谱丛书》，力图为不同病症、不同体质的患者，推出科学、营养、健康、安全的食疗菜谱，让患者"对症食疗"的同时，也适合其他家庭成员食用，以此摒除患者和家人在饮食上的产生的"隔阂"，助一家人其乐融融。

　　《常见病食疗菜谱丛书》共 10 本，包括《肝病食疗菜谱》、《高血压食疗菜谱》、《冠心病食疗菜谱》、《肾病食疗菜谱》、《糖尿病食疗菜谱》、《胃肠病食疗菜谱》、《痛风食疗菜谱》、《防癌食疗菜谱》、《肺病食疗菜谱》、《高血脂食疗菜谱》，每本书均详细地介绍了相应的常见病的基础知识和其患者的饮食原则，并根据常见病的特点，科学系统地介绍各种常见病症患者适宜食用的食材，有食材的基本知识、营养功效、饮食宜忌以及专家的专业提示，还有相应的食疗菜谱的介绍。本套丛书经济实用，丛书菜例易学易做，是常见病患者家庭的必备一宝。

　　《冠心病食疗菜谱》主要介绍冠心病的基础知识和冠心病患者的饮食宜忌，希望冠心病患者通过此书，以食疗和药疗相结合的方式，尽早摆脱疾病的困扰，活出健康、精彩人生。

目录

Contents

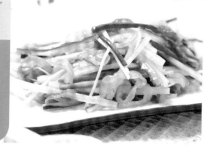

五谷杂粮类

080
燕麦→
燕麦豌豆营养粥
豆芽燕麦粥

082
甘薯→
小米甘薯粥
甘薯姜汁糖水

084
玉米→
丝瓜玉米粥
五色炒玉米

086
白果→
腐竹白果薏米糖水
白果芡实粥

088
腰果→
西芹百合炒腰果
雪菜腰果

090
杏仁→
椰汁杏仁露
杏仁桂圆炖银耳

092
松子→
香菇松子
桃仁松子玉米粥

094
栗子→
栗子烧菜心
栗子蜜枣汤
栗子焖乌鸡
栗子莲藕糖水

水产、肉类

099
常吃水产品食物有利于心脏健康

100
虾仁→
虾仁豆腐
虾仁西兰花麦片粥

102
甲鱼→
香菇枸杞子蒸甲鱼
沙参玉竹甲鱼汤

104
海参→
葱烧海参
猴头菇炖海参

106
鳝鱼→
薏米节瓜鳝鱼汤
豉汁蒸盘龙鳝

108
鲫鱼→
木瓜眉豆鲫鱼汤
酿鲫鱼豆腐汤

110
带鱼→
清蒸带鱼
木瓜带鱼

112
草鱼→
蒸酿草鱼
白果炒草鱼丁

114
鲤鱼→
萝卜炖鲤鱼
当归焖鲤鱼

116
紫菜→
五色紫菜汤
白菜丝拌紫菜

118
海带→
山楂橘皮海带汤
银芽海带丝

120
羊肉→
莲子黑豆煲羊肉
鱼羊炖时蔬

122
牛肉→
椰蓉牛肉
茶树菇蒸牛肉
何首乌炖牛肉
苦瓜木棉牛肉汤

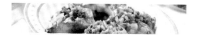

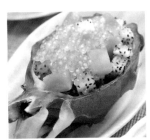
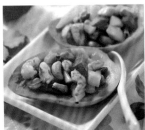
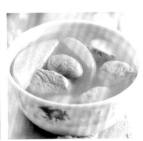

第一章 冠心病基础知识

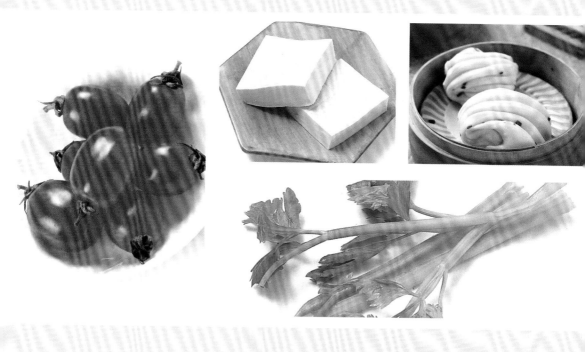

什么是冠心病

冠心病是一种由冠状动脉器质性（动脉粥样硬化或动力性血管痉挛）狭窄或阻塞引起的心肌缺血缺氧（心绞痛）或心肌坏死（心肌梗死）的心脏病，亦称缺血性心脏病。

冠心病的主要病因是冠状动脉粥样硬化，但动脉粥样硬化的原因尚不完全清楚，可能是多种因素综合作用的结果。高血压、高脂血症、高黏血症、糖尿病、内分泌功能低下及年龄大等因素都被认为与冠心病的发生紧密相关。

1. 年龄与性别

40 岁后冠心病发病率升高，女性绝经期前发病率低于男性，女性绝经期后冠心病发病率与男性相等。

2. 高脂血症

除年龄外，脂质代谢紊乱是引发冠心病最重要的预测因素。总胆固醇和低密度脂蛋白胆固醇水平和冠心病事件的危险性之间存在着密切的关系。低密度脂蛋白胆固醇水平每升高 1%，则患冠心病的危险性增加 2% ～ 3%。甘油三酯是冠心病的独立预测因子，往往伴有高密度脂蛋白低和糖耐量异常，后两者也是引发冠心病的危险因素。

3. 高血压

高血压与冠状动脉粥样硬化的形成和发展关系密切。收缩期血压比舒张期血压更能预测冠心病事件。140 ～ 149mmhg 的收缩期血压比 90 ～ 94mmhg 的舒张期血压更能增加冠心病死亡的危险。

4. 吸烟

吸烟是引发冠心病的重要危险因素，是唯一最不可避免的死亡原因。冠心病与吸烟之间存在着明显的用量与反应关系。

5. 糖尿病

冠心病是未成年糖尿病患者死亡的首要因素，冠心病占糖尿病病人所有死亡原因和住院率的近 80%。

6. 肥胖症

肥胖已明确为引发冠心病的首要危险因素，可增加冠心病死亡率。肥胖被定义为体重指数 [BMI= 体重（kg）/ 身高平方（m^2）] 在男性 BMI ≥ 27.8，女性 BMI ≥ 27.3，体重指数与总胆固醇、甘油三酯增高，高密度脂蛋白下降呈正相关。

7. 久坐生活方式

适当活动对冠心病保养有益，不爱运动者冠心病的发生和死亡危险性将翻一倍。

8. 尚有遗传

国内外大量流行病学研究结果表明，冠心病发病具有家族性，父母之一患病，子女患病率为双亲正常者的 2 倍；父母均患病更是 4 倍。

冠心病常用的检查方法

冠心病的诊断一般需要通过电子仪器的检测来完成，以下介绍几种较为常见的冠心病检查方法。

1. 心电图

心电图是冠心病诊断中最早、最常用和最基本的诊断方法。与其他诊断方法相比，心电图使用方便，易于普及，当患者病情变化时便可及时捕捉其变化情况，并能连续动态观察和进行各种负荷试验，以提高其诊断敏感性。无论是心绞痛或心肌梗死，都有其典型的心电图变化，特别是对心律失常的诊断更有其临床价值，当然也存在着一定的局限性。

2. 心电图负荷试验

主要包括运动负荷试验和药物试验（如潘生丁、异丙肾试验等）。心电图是临床观察心肌缺血最常用的简易方法。当心绞痛发作时，心电图可以记录到心肌缺血的心电图异常表现。许多冠心病患者尽管冠状动脉扩张到最大但冠状动脉储备能力已经下降，通常静息状态下冠状动脉血流量仍可维持正常，无心肌缺血表现，心电图可以完全正常。为揭示减少或相对固定的血流量，可通过运动或其他方法，给心脏以负荷，诱发心肌缺血，进而证实心绞痛的存在。运动试验对于缺血性心律失常及心肌梗死后的心功能评价也是必不可少的。

3. 动态心电图

动态心电图是一种可以长时间连续记录并编集分析心脏在活动和安静状态下心电图变化的方法。常规心电图只能记录静息状态短暂仅数十次心动周期的波形，而动态心电图于24小时内可连续记录多达10万次左右的心电信号，可提高对非持续性异位心律，尤其是对一过性心律失常及短暂的心肌缺血发作的检出率，因此扩大了心电图临床运用的范围，并且出现时间可与病人的活动与症状相对应。

4. 核素心肌显像

根据病史，当心电图检查不能排除心绞痛时可做此项检查。核素心肌显像可以显示缺血区、明确缺血的部位和缺血范围大小。结合运动试验再显像，则可提高检出率。

5. 冠状动脉造影

冠状动脉造影是目前冠心病诊断的"金标准"。可以明确冠状动脉有无狭窄、狭窄的部位、程度、范围等，并可据此指导进一步治疗所应采取的措施。同时，进行左心室造影，可以对心功能进行评价。

6. 心脏超声和血管内超声

心脏超声可以对心脏形态、室壁运动以及左心室功能进行检查，是目前最常用的检查手段之一。对室壁瘤、心腔内血栓、心脏破裂、乳头肌功能等有重要的诊断价值。血管内超声可以明确冠状动脉内的管壁形态及狭窄程度，是一项很有发展前景的新技术。

冠心病的分类与症状

根据冠心病的临床症状，可分为五个类型：

1. 心绞痛

表现为胸骨后的压榨感、闷胀感，伴随明显的焦虑，持续 3~5 分钟，常发散到左侧臂部、肩部、下颌、咽喉部、背部，也可放射到右臂。有时可累及这些部位而不影响胸骨后区。用力、情绪激动、受寒、饱餐等增加心肌耗氧情况下发作的称为劳力性心绞痛，休息和服用含化硝酸甘油的药物后心绞痛会缓解。有时候心绞痛不典型，可表现为气紧、晕厥、虚弱、嗳气，尤其是老年人。根据发作的频率和严重程度分为稳定型和不稳定型心绞痛。

稳定型心绞痛指的是发作一个月以上的劳力性心绞痛，其发作部位、频率、严重程度、持续时间、诱使发作的劳力大小、能缓解疼痛的硝酸甘油用量基本稳定。不稳定型心绞痛指的是原来的稳定型心绞痛发作频率、持续时间、严重程度增加，或者新发作的劳力性心绞痛（发生 1 个月以内），或静息时发作的心绞痛。

不稳定性心绞痛是急性心肌梗死的前兆，所以一旦发现应立即到医院就诊。

2. 心肌梗死

心肌梗死发生前一周左右常有前驱症状，如静息和轻微体力活动时发作的心绞痛，伴有明显的不适和疲惫。心肌梗死时表现为持续性剧烈压迫感、闷塞感，甚至刀割样疼痛，位于胸骨后，常波及整个前胸，以左侧为重。部分病人可延左臂尺侧向下放射，引起左侧腕部、手掌和手指麻刺感，部分病人可放射至上肢、肩部、颈部、下颌，以左侧为主。疼痛部位与以前心绞痛部位一致，但持续更久，疼痛更重，休息和含化硝酸甘油后不能缓解。有时候表现为上腹部疼痛，容易与腹部疾病混淆。伴有低热、烦躁不安、多汗和冷汗、恶心、呕吐、心悸、头晕、极度乏力、呼吸困难、濒死感，持续 30 分钟以上，常达数小时。发现这种情况应立即就诊。

3. 无症状型心肌缺血

很多病人有广泛的冠状动脉阻塞却没有感到过心绞痛，甚至有些病人在心肌梗死时也没感到心绞痛。部分病人是在常规体检时发现心肌梗死的。也有病人由于心电图有缺血表现，发生了心律失常，或因为运动试验阳性而做冠状动脉造影才发现。这类病人发生心脏性猝死和心肌梗死的机会和有心绞痛的病人　样，所以应注意平时的心脏保健。

4. 心力衰竭和心律失常

部分患者原有心绞痛发作，以后由于病变广泛，心肌广泛纤维化，心绞痛逐渐减少到消失，却出现心力衰竭的表现，如气紧、水肿、乏力等，还有各种心律失常，表现为心悸；还有部分患者从来没有心绞痛，而直接表现为心力衰竭和心律失常。

5. 猝死型冠心病

指由冠心病引起的不可预测的突然死亡，在急性症状出现以后 6 小时内发生心脏骤停所致。主要是由于缺血造成心肌细胞电生理活动异常，而发生严重心律失常导致。

早期怎样发现冠心病？

冠心病一般早期无明确的阳性体征，较重者可有心界向左下扩大，第一心音减弱，有心律失常时可闻及早搏、心房纤颤等，合并心衰时两下肺可闻及湿罗音，心尖部可闻及奔马律等。

冠心病是中老年人的常见病和多发病，处于这个年龄阶段者，在日常生活中，如果出现下列情况，要及时就医，尽早发现冠心病。

1. 劳累或精神紧张时出现胸骨后或心前区闷痛，或紧缩样疼痛，并向左肩、左上臂放射，持续 3～5 分钟，休息后自行缓解者。

2. 体力活动时出现胸闷、心悸、气短，休息时自行缓解者。

3. 出现与运动有关的头痛、牙痛、腿痛等。

4. 饱餐、寒冷或看惊险影片时出现胸痛、心悸者。

5. 夜晚睡眠枕头低时，感到胸闷憋气，需要高枕卧位方感舒适者；熟睡或白天平卧时突然胸痛、心悸、呼吸困难，需立即坐起或站立方能缓解者。

6. 性生活或用力排便时出现心慌、胸闷、气急或胸痛不适。

7. 听到噪声便引起心慌、胸闷者。

8. 反复出现脉搏不齐，不明原因心跳过速或过缓者。

若属于冠心病的高危人群，就要请医生查看是否需要接受心电图检查。若需要进一步的检查，医生会安排做一项运动试验以测出在踩固定脚车或踩运动平板机时的心电图。

冠状动脉造影检查是目前诊断冠心病最肯定的方法。

如何预防冠心病

现代社会快节奏的生活方式和"高压"的工作环境，致使人类患冠心病等心脑血管疾病的几率越来越高，尤其是一些肥胖者、烟民、酗酒者等患冠心病的高危人群，一旦患病，严重影响患者的生活和工作，甚至威胁生命。专家指出，患上冠心病的原因很多，但大部分可以避免，只要在日常生活中注意预防，就能大幅降低患病的可能性，而且预防可从儿童时期开始。那么，我们应该如何预防冠心病？

1. 养成良好的饮食习惯

日常生活中，采取正确的饮食结构，并按一些简单易行的规则进食，可以降低患心血管病的危险。日常饮食，多吃面包、面条和五谷杂粮，如全麦面粉制品；多吃水果、蔬菜，能生吃的可洗净后生吃；多吃豆制品、鱼，少吃肉；最好食用植物油；进食时可配上一小杯红葡萄酒。

2. 合理膳食，避免肥胖

儿童处在生长发育阶段，应在供给足够的蛋白质、维生素、矿物质、纤维素及所需热量的基础上，避免过多的脂肪和甜食。成年人同样需要控制体重，避免肥胖。在饮食上，口味要清淡，不多食盐，荤素同食，蔬菜、水果缺一不可。

3. 多食海洋鱼类、蔬菜、水果、豆类等

海鱼，尤其是沙丁鱼、大马哈鱼、金枪鱼等富含 Ω-3 脂肪酸，可以使高密度脂蛋白胆固醇升高，使甘油三酯降低，还能改善心肌功能，减少心律失常和心房纤维性颤动。

研究发现，每天通过饮食多摄入 10 克膳食纤维，可使冠心病发作和死亡的风险分别降低 14% 和 27%。这一摄入量相当于每天吃 3 个苹果。

4. 控制烟酒

有报告称，在 35～54 岁死于冠心病的人群中，吸烟者比不吸烟者多 4～5 倍，戒烟后心肌梗塞的发病率和冠心病的死亡率显著减少，而且戒烟时间越长效果越大。值得注意的是，儿童被动吸烟的情况十分普遍，更令人担忧的是一些学生偷偷吸烟，成为新一代烟民。为此，必须加强教育，并采取一些必要的措施，以免受到吸烟的危害。

预防冠心病，可少量饮啤酒、黄酒、葡萄酒等低度酒，可促进血脉流通，气血调和，但忌喝烈性酒。

5. 经常锻炼，增强体质

根据自身的身体情况，每天进行一定量的体力活动或体格锻炼，不但可以调整身体的能量平衡，防止肥胖，而且可以促进心血管功能，增强心肌收缩力，降低血管紧张度，使冠状动脉扩张，高血压下降，也可使血甘油三酯及血液黏稠度下降，对预防冠心病及高血压病都十分有利。

6. 预防高血压的发生

血压升高是冠心病发病的一个重要因素，在儿童时期就应注意预防高血压，尤其是家庭中有高血压患者的儿童。要定期测量血压，若血压处于百分位上限，则应注意进行卫生保健，包括减轻体重、增加体力活动、改善膳食结构、减少盐摄入量、增加钙摄入量等。

冠心病患者的"五色"饮食

红色

每天可以饮少量红葡萄酒，但不能过量，以 50~100 毫升为宜。还可适当补充猪瘦肉、牛肉等红色肉类。还要多吃苹果和西瓜，苹果中的纤维可以降低低密度脂蛋白的含量，每天吃 1 个，可促进胆汁酸的排泄；西瓜含有大量氨基酸、葡萄糖等，每 3 天吃 1 次，1 次不得多于 80 克，可以帮助控制血压。

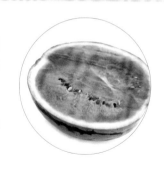

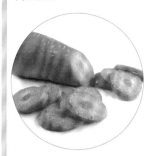

黄色

主要是指黄色蔬菜，如胡萝卜、甘薯、浅色西红柿。这几种黄色蔬菜富含胡萝卜素，有助于减轻动脉硬化。尤其不要小瞧胡萝卜，它可以做成油焖胡萝卜条、清蒸胡萝卜、油炒胡萝卜丝、胡萝卜水代茶饮、胡萝卜汁代果汁饮等多种花样的菜肴或饮品，具有降压、强心、降血糖等作用。还要多吃黄豆等豆类及豆制品。

黑色

黑木耳是冠心病患者的首选菜肴。每天 5~10 克，因为黑木耳中含有大量维生素，对降低血黏度、血胆固醇有良好效果。还要多吃香菇，每天不超过 50 克，具有降低胆固醇的作用，最好是同鸡肉、猪肉等肉类炖在一起吃。

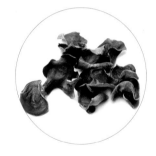

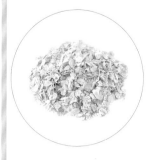

白色

如燕麦粉、燕麦片，能有效降低血甘油三酯、胆固醇。还要多喝牛奶，因为牛奶中含有大量的蛋白质、钙、铁等多种人体需要的物质，能抑制胆固醇的含量，有助于防止冠心病进一步发展。尤其是 50 岁以上者，身体会不同程度出现骨质疏松、骨质增生，而牛奶含钙量高、吸收好，对心肌有保护作用，冠心病患者应选择脱脂奶、酸奶，每天早晨喝一杯，对身体健康有很好的促进作用。

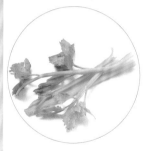

绿色

指绿叶蔬菜，如菠菜、韭菜、芹菜等，这些蔬菜都含有丰富的维生素和纤维素，可降低人体对胆固醇的吸收。尤其是芹菜，对冠心病及高血压病人都具有降低血压、镇静安神的作用。但吃这些蔬菜，一定要清淡，不能太咸、太油腻。每日食盐摄入量应控制在 3 ～ 5 克。

冠心病患者的饮食要点

冠心病的发病同饮食营养因素有直接或间接关系，因此注重合理营养是防治冠心病的重要措施之一。

饮食原则

1. 控制热量

肥胖是引发冠心病的一个因素，要控制热量，保持理想体重。

2. 控制脂肪摄入的质与量

许多研究证明，长期食用大量脂肪是引起动物动脉硬化的主要因素。而且还证明脂肪的质对血脂的影响更大，饱和脂肪酸能升高血胆固醇，多不饱和脂肪酸则能降低血胆固醇，一般认为膳食中多不饱和脂肪酸、饱和脂肪酸、单不饱和脂肪酸之比以 1：1：1 为宜。膳食胆固醇含量对体内脂质代谢会产生一定影响，应适当加以控制。

3. 控制食糖摄入

碳水化合物是机体热能的主要来源，碳水化合物摄入过多（在我国人民膳食结构中就是主食量过多），可造成热量入超，在体内同样可转化为脂肪，引起肥胖，并使血脂升高。经研究证明，在碳水化合物中升高血脂的作用方面，果糖高于蔗糖，蔗糖高于淀粉。美国、加拿大等国，人们的食糖量可占一日热能的 15% ～ 20%，其冠心病发病率远高于其他国家和地区。因此，要严格控制碳水化合物摄入总量，尤其是控制食糖摄入量，一般以不超过摄入总热量的 10% 为宜。

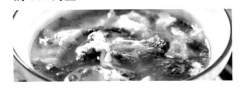

4. 适当增加膳食纤维摄入

膳食纤维能吸附胆固醇，阻止胆固醇被人体吸收，并能促进胆酸从粪便中排出，减少胆固醇在体内生成，故能降低血胆固醇。因此在防治冠心病的膳食中，应有充足的膳食纤维。

5. 提供丰富的维生素

维生素 C 能促进胆固醇生成胆酸，从而有降低血胆固醇的作用；还能改善冠状动脉循环，保护血管壁。尼克酸能扩张末梢血管，防止血栓形成；还能降低血中甘油三酯的水平。维生素 E 具有抗氧化作用，能阻止不饱和脂肪酸过氧化，保护心肌并改善心肌缺氧，预防血栓发生。

6. 保证必需的无机盐及微量元素供给

碘能抑制胆固醇被肠道吸收，降低胆固醇在血管壁上的沉着，故能减缓或阻止动脉粥样硬化的发展，常食海带、紫菜等含碘丰富的海产品，可降低冠心病发病率。另外膳食中钙、镁、钾、钠、铜、铬等也能降低冠心病的发病率。

7. 少量多餐，切忌暴饮暴食

晚餐不宜吃得过饱，否则易诱发急性心肌梗死。

8. 禁饮烈性酒

酒精能使心率加快，能加重心肌缺氧，故应禁酒。

食谱举例

早餐： 花卷（面粉 50 克、黄豆粉 20 克）

玉米面糊粥（玉米粉 30 克）

炝芹菜（芹菜 50 克、花生仁 20 克）

茶叶蛋 1 个（鸡蛋 60 克）

午餐： 大米饭（大米 100 克）

肉丝面（面条 50 克、猪瘦肉 10 克、黑木耳 10 克）

西红柿炒鸡蛋（西红柿 150 克、鸡蛋 50 克）

红烧鲢鱼（白鲢 100 克）

晚餐： 千层饼（面粉 50 克）

绿豆稀饭（大米 30 克、绿豆 20 克）

炒油菜（油菜 150 克）

五香豆腐丝（干豆腐 100 克）

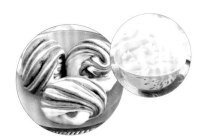

注：全日烹调用油 15 克。

全日总热能量 8387 千焦（1997 千卡）左右。

食物选择要点

1. 控制主食及脂肪摄入量。

2. 保证新鲜蔬菜、水果供给，以提供维生素 C、B 族维生素和适量膳食纤维。

3. 应多选用豆类及豆制品，这样既可保证优质蛋白质供给，又能提供必需脂肪酸，避免动物性食品饱和脂肪酸和胆固醇的过多摄入，而且黄豆等还含卵磷脂及无机盐，对防治冠心病有利。

4. 适当增加海产品，如海带、紫菜、海蜇等，以便为机体提供丰富的碘。

5. 可多选用水产鱼类，因其蛋白质优良，易消化吸收，且对血脂有调节作用，与畜肉类食品相比更适合老年人等这些特点，同时水产品鱼类对防治冠心病有利。

6. 可多选用冬瓜、萝卜、蜂蜜、山楂等食品。

7. 尽量少食用动物肝、脑、肾，鱼子，墨斗鱼，松花蛋等含胆固醇高的食物以及含饱和脂肪酸高的食品，如肥肉、动物油脂、黄油、奶油等。

九大保护心脏的食材

想要保护心脏，是捏着鼻子吞颗味道不好的深海鱼油、维生素 E 胶囊，还是吃大蒜胶囊？其实，在厨房里，就有很多有益心脏的好食材。

1. 杏仁

预防血小板凝结。研究发现，即使每周只吃一次坚果，也能减少 1/4 患心脏病的风险，其中特别推荐杏仁。吃法：将杏仁磨成粉状，拌入沙拉或菜肴中，不但能增加口感，而且能充分吸收营养。

2. 薏米

降低胆固醇。薏米降胆固醇的效果不输燕麦。它属于水溶性纤维，可加速肝脏排出胆固醇。吃法：薏米汤易增加热量，最好将薏米煮成饭。

3. 黑芝麻

防止血管硬化。黑芝麻中的不饱和脂肪酸，可以维持血管弹性，预防动脉粥样硬化。吃法：嚼碎，因为黑芝麻的营养成分藏在种子里，必须要咬碎壳营养成分才能有效被吸收。

4. 黄豆

降低胆固醇。黄豆含多种必需氨基酸，可促进体内脂肪及胆固醇代谢，适合素食者当主食。吃法：先将黄豆在热水中泡 4 小时，再换水煮，这样可将黄豆中容易产气的多醣体溶解出来，不易胀气。

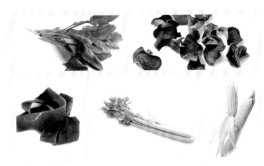

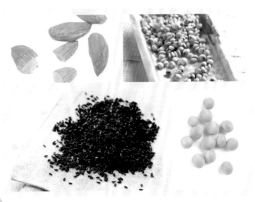

5. 菠菜

预防心血管疾病。菠菜富含叶酸，比其他营养补充剂更能有效预防心脏病。吃法：保存叶酸的最好方式是大火快炒，营养价值能保留最多。

6. 黑木耳

抗凝血。研究发现，黑木耳含九种抗凝血物质，与洋葱、大蒜效果类似。吃法：将干黑木耳用水泡开，洗净切丝，用热水烫一下，撒上姜丝、糖、白醋、酱油凉拌。

7. 海带

预防血管阻塞。海带属于水溶性纤维，可加速胆固醇排出体外，还能预防动脉硬化。吃法：海带本身含钠，吃时少加调味料。

8. 芹菜

降血压。芹菜所含的芹菜碱，有保护心血管的功能。而且叶子的维生素 C 比茎高。吃法：选择嫩叶，用热水烫一下，做凉拌菜或沙拉均可。

9. 玉米和玉米须

降血压。玉米须有利尿作用，帮助稳定血压。吃法：玉米洗净加水，煮成粥；玉米须煮水当茶喝。

八种保护心脑血管的元素

冠心病是心脑血管疾病中的一种，全球每年死于心脑血管疾病者以千万计，心脑血管疾病已经成为威胁人类健康的头号杀手。以下八种元素，可有效地防治心脑血管过早老化，为人类健康护航。

1. Ω-3 脂肪酸

这是一种特殊脂肪酸，可通过防止动脉发炎、削减"坏胆固醇"（低密度脂蛋白胆固醇）的水平等途径来保护血管。推荐食物：橄榄油、茶油、鱼类、马齿苋等。

2. 类黄酮

存在于蔬菜、水果、花和谷物中的天然色素，能清除损伤血管的氧自由基，并降低血小板的黏性，保障血流畅通。推荐食物：葡萄、茶叶、苹果、洋葱、巧克力等。

3. 番茄红素

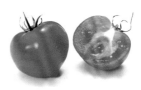

抗氧化作用特强，是维生素 E 的 100 倍，β-胡萝卜素的 3 倍。可有力地防止细胞脱氧核糖核酸和脂蛋白的氧化，减缓血管老化的速度。推荐食物：番茄、西瓜、南瓜、红色葡萄柚、木瓜、苦瓜、番石榴、秋橄榄。

4. 磷脂

是一种特殊脂质，能使血液中的胆固醇和脂肪颗粒变小，使其保持悬浮状态，阻止其在血管壁上沉积。推荐食物：瘦肉、鱼、花生油、黄豆、核桃仁、杏仁、黑木耳等。

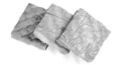

5. 雌激素

血管的保护神之一，能减少坏胆固醇的合成，增加好胆固醇的产量。推荐食物：豆制品、花生、绿茶、芹菜、花椰菜等。

6. 水杨酸

血管的又一保护神，能防止血栓形成并溶解血栓，保障血流通畅。推荐食物：咖啡、茶、杏仁果、苹果、杏果、蓝莓、薄荷、樱桃、葡萄（干）、桃、梅、番茄及黄瓜。

7. B 族维生素

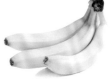

能及时清除体内蛋白质过多的代谢产物同型半胱氨酸，而同型半胱氨酸是导致血管硬化的又一因素，比胆固醇对血管硬化的危险还要高出 3 倍之多。推荐食物：绿叶蔬菜、蘑菇、鱼虾、香蕉。

8. 微量元素

硒：可清除血管中的有害物质脂质——过氧化物，保护动脉血管壁上细胞膜完整，阻止动脉粥样硬化。铜：缺少铜可使血管弹性组织变弱，引起胆固醇上升。钙：既降血压又有清除胆固醇之功。镁：对血压、血脂、血糖都有调节作用。推荐食物：富含硒的食物有鱼粉、龙虾、蘑菇、大蒜，富含铜的食物有豆类、芝麻，富含钙的食物有虾皮、毛蟹、绿色蔬菜、牛奶，富含镁的食物有紫菜、小米、玉米、荞麦面、高粱面、冬菜、苋菜、辣椒、杨桃、桂圆、核桃仁。

冠心病患者术后的饮食建议

现在，治疗冠心病方法比以前多了。尤其是"支架置入术"治疗后，狭窄的冠状动脉管腔扩大了，心肌供血改善了，心肌耗氧减少了，冠心病患者获得了新生和自由。不过，生活中还是要注意保养，否则很有可能再次发生冠状动脉狭窄，使治疗前功尽弃，尤其是在饮食方面应引起重视。

1. 控制脂肪摄入的质与量

脂肪产热大，应严格控制。每天的脂肪摄入量应在摄入总热量的25%以下，这是指所有食物的脂肪含量，除了要控制脂肪含量高的食物，每天烹调油也只能用20克左右（约2调羹）。最好不吃动物内脏、肥肉、鱼子、蟹黄等饱和脂肪和胆固醇含量高的食物，每天胆固醇摄入量应控制在300毫克以下（一个鸡蛋黄约含300毫克胆固醇）。含反式脂肪酸较多的食物，如人造黄油、起酥类食品，有明显增加高脂血症的危险，应尽量少吃。平时宜适量摄入海鱼、鱼油类食物，这些食物富含n-3多不饱和脂肪酸，有保护血管内皮细胞、减少脂质沉积等功能。

2. 控制精制糖类摄入

平时冠心病患者吃得比较清淡，少油，但如果摄入含精制糖的食物（如蛋糕、点心、含糖饮料）过多，也会造成热量过剩，在体内转化为脂肪，引起肥胖，使血脂升高。故每天摄入的碳水化合物比例应控制在总热量的60%，约为250克（粮食约300克）。

3. 增加膳食纤维素摄入

在冠心病患者的膳食中，应增加膳食纤维的摄入量，以降低胆固醇，与此同时，也有助于保持大便通畅，避免因大便干燥用力屏气而加重对心脏的负担，降低心血管意外的发生。一般每天膳食纤维的摄入量应保持在25克左右。这里所指的膳食纤维是可溶性膳食纤维，主要存在于燕麦麸、大麦和蔬菜中。

4. 补充各种维生素

维生素C：促进胆固醇生成胆酸，降低血胆固醇，改善冠状动脉循环，保护血管壁。富含维生素C的食物有鲜枣、青椒、柑橘等，每天推荐摄入量为100毫克。

尼克酸：能扩张末梢血管，防止血栓形成；降低血三酰甘油。富含尼克酸的食物有动物肝脏、全麦制品、糙米、绿豆、芝麻、花生、香菇、紫菜等，牛奶和鸡蛋含有丰富的色氨酸，在体内也可转化为尼克酸。每天男性适宜摄入量为14毫克，女性为13毫克。

维生素E：有抗氧化作用，阻止不饱和脂肪酸过氧化，保护心肌并改善心肌缺氧，预防血栓发生。富含维生素E的食物有鱼、蛋类、乳制品、杏仁、花生、核桃等。每天的适宜摄入量为14毫克。

叶酸：有预防血管内皮细胞损伤，减少粥样硬化斑块形成的作用。富含叶酸的食物有动物肝脏、坚果、豆类、酵母发酵食物及绿叶蔬菜和水果等。每天适宜摄入量为60微克。

呵护心脏的七大法宝

心脏在人体中承担着维持氧及营养物质输送和维持正常代谢的功能，是人体非常重要的器官，所以在日常生活中应注意心脏健康。

1. 增加睡眠时间

据美国心脏学会的杂志《高血压》报道，睡眠不足可能增加患高血压的危险。哥伦比亚大学的詹姆斯·甘维施解释说："睡眠让心脏跳动的速度放慢、血压降低。睡眠时间短者 24 小时的平均血压和心率较高，这可能会让心血管系统承受更大的压力。"

2. 摄入更多水果

水果和蔬菜含有的电解质和植物化学成分较多，这些成分能够防止细胞遭到自由基的破坏，而自由基正是造成心脏病的元凶。香蕉中的钾含量高，可以帮助降低血压。石榴汁有助于减少血管壁上堆积的脂肪。南太平洋植物诺丽果的汁液具有神奇的功效，能够降低胆固醇和甘油三酯的水平。

3. 控制咖啡的摄入量

虽然研究人员至今尚未发现咖啡的饮用量与患心脏病的危险之间有任何关联，但专家仍未能就咖啡因到底是好是坏达成一致。一项研究表明，在去健身房锻炼之前，哪怕只是喝上两杯咖啡，也会影响血液流向心脏。因此，专家建议每天喝咖啡不要超过 3 杯。

4. 少吃盐

将盐的摄入量减少三分之一，可能会让患心脏病的危险降低 40%。世界卫生组织的资料显示，在那些人均盐摄入量每天不超过 3 克的国家，人们往往到 65 岁时还依然拥有 15 岁时的血压。盐的摄入量每天最好控制在 5 克。

5. 摄入更多叶酸

多项研究成果表明，增加叶酸的摄入量有助于控制血压。哈佛大学的一个研究小组在对 15.6 万名护士进行调查后发现，叶酸摄入量低者患高血压的危险大。其他研究人员也证明，绿叶蔬菜、强化谷类食品以及强化面包中含有的叶酸对患有中风和心脏病危险者有好处。

6. 打太极拳

美国医生分析了大量的案例后发现，打太极拳有助于改善心脏状况。塔夫茨大学医学院的研究人员说："对健康人而言，打太极拳有助于改善心血管和呼吸系统功能，而对做过冠状动脉旁路术的患者来说，这种运动也有好处。"

7. 控制腰围

腰围和臀围的比值是衡量患心脏病风险的最佳指标。用腰围数除以臀围数，男性应该不高于 0.9，女性则不高于 0.85。得出的数值越高，患心脏病的危险就越大。《苹果形身材和梨形身材：为减轻体重和保持健康制订的革命性饮食计划》一书的作者玛丽·萨瓦尔说："研究表明，苹果形身材者哪怕体重并不重，患中风和心脏病的危险仍然是一般人的 3 倍。"

夏季当心心脏"过载"

心血管功能对气温变化最为敏感，气温的骤然升高或降低，都会诱发心绞痛，甚至心肌梗死。患有高血压、冠心病等慢性疾病者，在炎热的夏季要防患于未然，警惕心脏中暑。

1. 合理膳食

夏季人的消化道功能减退，食欲下降，提倡清淡饮食，晚餐不宜过饱。多吃一些黑木耳，可有效软化血管，降低胆固醇水平，降低血液黏稠度；多吃绿叶蔬菜和含胡萝卜素多的蔬菜、水果，有助于减轻动脉粥样硬化。可适当吃一些瘦肉、鱼类，尽量少吃过于油腻或高脂肪食物。

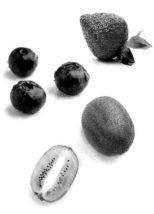

2. 防暑降温

户外活动锻炼最好在清晨或晚上较凉爽时进行，切忌在烈日下锻炼。活动强度要适量，时间不宜太长；当天气闷热、空气中湿度较大时，应减少户外活动，多在家中休息。在室外活动或劳动时应戴遮阳帽并备足水，老年人在上午9点到下午3点之间尽量不要外出；天气闷热时，室内可以开启空调，但温度不要太低，时间不要太长，一般以25℃左右为宜，这样既可以调节室内的温度，又可以降低室内空气的湿度，提高空气中氧气的含量。

3. 补充水分

夏天出汗多，要多喝水，及时补充水分，不要等渴了才喝。最好喝凉开水，也可以喝一些淡盐水。有研究表明绿茶有强抗氧自由基，能防动脉粥样硬化效果，夏天可以适当多饮绿茶。少喝含咖啡因的饮料，尤其不要一次大量饮用冰冻饮料，因为冷刺激会诱发冠状动脉血管收缩，导致血管闭塞。每天要喝好三杯水，即睡前半小时一杯水、如果半夜醒来一杯水、清晨起床后一杯水。如有条件可以常喝如绿豆汤、菊花茶等饮料，既可补充水分，又能清热解暑。

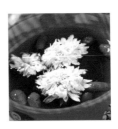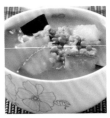

4. 生活规律

由于夏夜暑热，晚间人们一般入睡较晚，早晨不宜过早起床，中午要适当休息，以补充睡眠不足，有的年轻人自认为身体很好，晚上睡不着觉就通宵看电视或打牌。其实，在医院30多岁的心脑血管病患者并不少见。因此从年轻时就要养成良好的生活习惯，注意生活规律，不要过度熬夜。

5. 控制体重

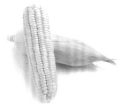

肥胖容易引起高血压、高血脂、糖尿病等，要注意控制体重，减少食物的总热能卡。不宜过多饱食，过饱不仅易导致身体发胖，而且还会直接压迫心脏，加重心脏负担，导致心血管痉挛，甚至发生心绞痛和急性心肌梗死。冠心病患者平时宜少食多餐，尤其是晚餐以七八分饱为宜。同时要注意保持大便通畅，防止便秘。要养成定时排便的习惯，多吃膳食纤维的蔬菜和水果，如芹菜、香蕉等，防止排便过度用力时而诱发心绞痛。

6. 忌烟限酒

医学研究表明，尼古丁可使血液中的纤维蛋白原增多，导致血液黏稠，很容易引起血液凝固与血管的异常变化，吸烟者冠心病的发病率比不吸烟者高3倍。

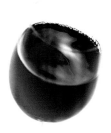

此外，常饮烈性酒，可因酒精中毒导致心脏病和高脂血症。过多的乙醇还可使心脏耗氧量增多，加重冠心病。可以适当饮用一些葡萄酒，但每日不超过100毫升。

7. 心态平和

人体的中枢神经系统指挥人的一切，当过分激动、紧张，特别是大喜大悲大怒时，由于中枢神经的应激反应，可使小动脉血管异常收缩，导致血压上升、心跳加快、心肌收缩增强，使冠心病患者缺血、缺氧，从而诱发心绞痛或心肌梗死。俗话说"心静自然凉"。要保持良好的心态，凡事想得开，放得下，保持乐观情绪，不要自寻烦恼。应尽力避免过度紧张、激动、焦虑、抑郁等不良刺激，避免参加炒股票、搓麻将等刺激性较强的活动。有了心理平衡，才有生理平衡，各种脏器官功能正常，血流通畅，就会远离心肌梗死的威胁，健康长寿。

8. 按时用药

夏季血管扩张，有的高血压患者会出现不用吃药血压也会正常的情况，因此有的患者就擅自停药，这是不可取的。在夏季，冠心病合并高血压患者尤其要加强对血压、血糖、血脂等危险因素的监测，在医生的指导下坚持服药，可根据实际情况对服用的药物做

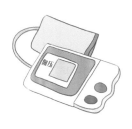

适当的调整，切不可自行随意停药。如果外出旅行要注意随身携带抗心绞痛药物，以备不测。

冠心病患者生活"八忌"

冠心病是一种不可逆的慢性病，一旦戴上这顶"帽子"，就要做好长期"作战"的准备。但是，冠心病患者一样可以带病延年。关键是在合理用药的基础上，注意生活中的自我调理。

1. 忌生气、发怒

人体的中枢神经系统指挥人的一切，当过分激动、紧张，特别是大喜大悲时，中枢神经的应激反应，可使小动脉血管异常收缩，导致血压上升、心跳加快、心肌收缩增强，使冠心病患者缺血、缺氧，从而诱发心绞痛或心肌梗死。

2. 忌超负荷运动

人在安静状态下，心肌每分钟需要300毫升左右的血液供应；运动量大的体力活动，心肌每分钟需要的最大血量达2000毫升左右。可见，超负荷的运动量极易导致心脑血管急剧缺血、缺氧，可能造成急性心肌梗死或脑梗死。

3. 忌脱水

有些中老年人平时没有养成定时喝水的习惯，等到渴了再想喝水时，已造成了不同程度的"脱水"现状，故老年人平时要养成定时喝水的习惯。由于老年人特别是冠心病患者的血黏度都有所增高，达到一定程度时，可出现血凝倾向，导致缺血或心脑血管堵塞，严重时可引起心肌梗死或脑卒中。

4. 忌缺氧

一般而言，一天中，除户外活动或有氧运动的吸氧量符合生理需要外，其他时间的吸氧量往往不足，冠心病患者则易出现胸闷等症状。如果长期供氧不足，会加重动脉硬化的程度。所以，冠心病患者要经常对居室环境通风换气，当胸闷或心胸区有不适感时，应立刻缓慢地深吸几口气。

5. 忌严寒和炎热

严寒季节，冠心病患者不要忽视手部、头部、面部的保暖。因为这些部位易受寒，可引起末梢血管收缩，加快心跳或冠状动脉痉挛。此外，寒冷还可使去甲肾上腺素分泌增多，血压升高。所以，冠心病患者冬季外出活动时，宜戴口罩、手套和帽子。在炎热的夏季，人体血液循环量大幅度增多，可使交感神经兴奋，心跳加快，加重心脏的额外负担。

6. 忌烟酒

吸烟者冠心病的发病率比不吸烟者高3倍。常饮烈性酒，可因酒精中毒导致心脏病和高脂血症。过多的乙醇还可使心脏耗氧量增多，加重冠心病病情。

7. 忌口腔不卫生

如果口腔不卫生或患有牙周炎等牙病，口腔中的革兰阳性杆菌及链球菌就可能进入血液循环，使小动脉发生痉挛或血栓，导致心肌梗死。

8. 忌过饱

由于过饱时胃可以直接压迫心脏，加重心脏负担，还可以导致心血管痉挛，甚至发生心绞痛和急性心肌梗死。所以，冠心病患者平时宜少食多餐，尤其晚餐最好吃七八分饱为佳。

第二章 冠心病食疗菜谱

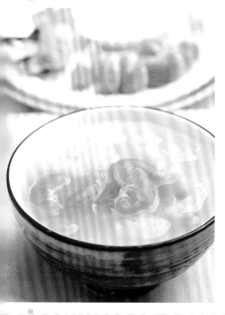
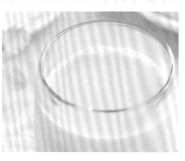
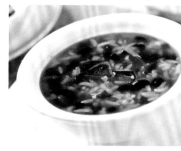
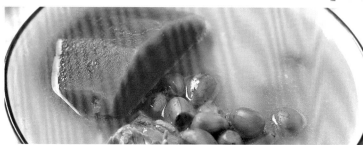

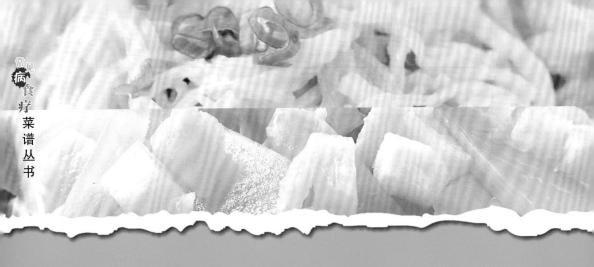

蔬　菜　类

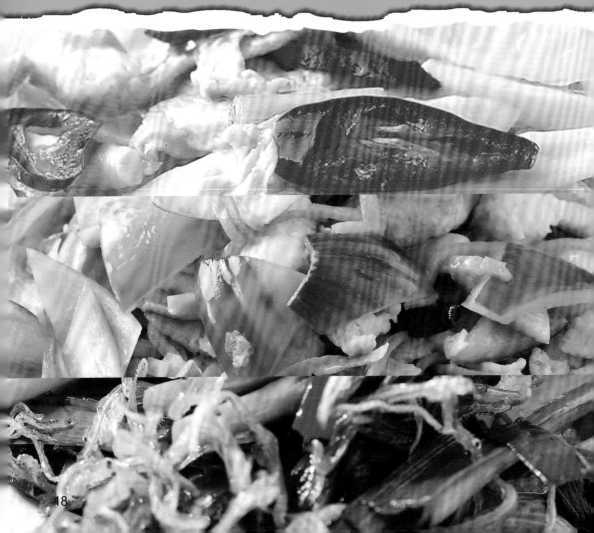

老年人巧吃蔬菜防冠心病

老年人是患上冠心病等心血管疾病的高危人群，所以在日常生活中，更加要注意调整自己的饮食习惯，保护心脏健康。

每天 400 克蔬果

除了新鲜的蔬菜水果外，超市里购买的凉拌蔬菜、纯果汁等，都可算在这个范畴。

益处：蔬菜水果中富含维生素，矿物质和纤维。越来越多的证据显示，每天摄入400 克蔬菜水果可以降低冠心病和某些癌症的发病率。此外，蔬菜水果中的脂肪含量很低。就营养素来说，香蕉富含钾，葡萄干、花椰菜等富含铁，绿叶蔬菜、竹笋、橘子都富含叶酸，菠菜等富含镁。

吃法：对于老人来说，每天摄入食物总量中应有 1 / 3 是蔬菜水果。一天应该吃到 5 种不同的蔬菜水果，其中每种蔬菜水果应食用 80 克。保证每顿饭应当有一到两种蔬菜，而水果则该放在两餐之间吃而不是饭后，这样有助于保持血糖的稳定。

在水果品种的选择上，比较好的是富含维生素 C 的水果，如橘子、木瓜等，因为维生素 C 可以帮助老人更好地吸收铁，避免发生贫血。

土豆米饭换着吃

益处：人体的能量和主要的营养物质来源于淀粉类食物，此外，这类食物中还富含纤维、钙、铁和 B 族维生素，尤其是 B 族维生素，必须从主食中获得。全麦食品中纤维的含量更高些，它和蔬菜、水果一样可以保护内脏、防止便秘。尤其要推荐的是，土豆中维生素 C、钾、磷含量都非常丰富，这是其他主食难以媲美的。将土豆和其他主食换着吃，有助于老人获得均衡的营养。

吃法：老人的一日三餐中，都要有主食。一般来说，早餐吃容易消化的发面食品比较好，如：馒头、花卷等；中午可以吃米饭和面条；到了晚上，低热量的土豆、红薯就是很好的选择，其中富含的膳食纤维还可以促进肠胃蠕动，保证第二天排便顺畅。

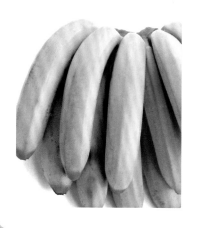
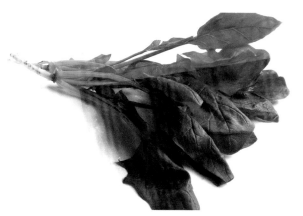

西红柿

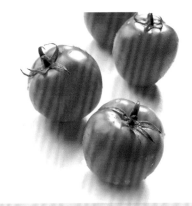

◆ **别名**：西红柿、洋柿子、狼桃

◆ **食用性质**：味甘、酸，性微寒

◆ **食疗成分**：番茄红素、果酸、维生素C

西红柿属茄科，为一年生蔬菜，原产南美洲，现我国各地均普遍栽培，夏秋季出产较多。相传西红柿生长在南美洲，因色彩娇艳，人们对它十分警惕，视为"狐狸的果实"，又称狼桃，只供观赏，不敢品尝，不过现在它已经是不少人餐桌上的美味。

营养功效

西红柿所含的维生素C、芦丁、番茄红素及果酸，可降低血胆固醇，预防动脉粥样硬化及冠心病。

西红柿所含苹果酸、柠檬酸等有机酸，能促使胃液分泌，对脂肪及蛋白质的消化，也能增加胃酸浓度，调整胃肠功能，有助胃肠疾病的康复，果酸和纤维素，还有助消化、润肠通便的作用，可防治便秘。

西红柿有清热生津、养阴凉血的功效，对发热烦渴、口干舌燥、牙龈出血、胃热口苦、虚火上升有较好治疗效果。

西红柿含胡萝卜素和维生素A、维生素C，有祛雀斑、美容、抗衰老、护肤等功效，还能治真菌、感染性皮肤病。

饮食宜忌

适宜于热性病发热、口渴、食欲不振、习惯性牙龈出血、贫血、头晕、心悸、高血压、急慢性肝炎、急慢性肾炎、夜盲症和近视眼者食用。

急性肠炎、菌痢及溃疡活动期病人不宜食用。

购存技巧

选购西红柿时，应选择蒂部圆润的，不要有棱角的，也不要挑选分量很轻的，顶部带尖的和茎部呈黑色的也不要购买，这都是经过催熟剂催熟的。

如果要冷藏的话就将整个西红柿放入冰箱即可。

食用方法

西红柿常用于生食冷菜，用于热菜时可炒、炖和做汤。以它为原料的菜有"西红柿炒鸡蛋"、"西红柿炖牛肉"、"西红柿蛋汤"等。

不宜高温长时间加热，否则会失去原有的味道和营养素。

主料：西红柿 200 克，小米 100 克。
辅料：鸡蛋 50 克，糖适量。

西红柿鸡蛋小米粥

食疗菜例

❋ 制作过程

◆ 1. 将西红柿洗净切粒，小米淘洗干净。
◆ 2. 将锅置火上，锅里放水、小米、西红柿、糖煮 40 分钟，磕入鸡蛋煮至沸即可。

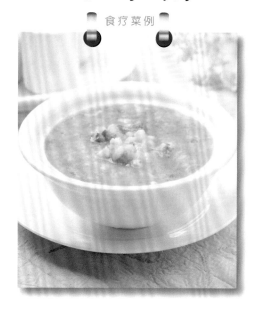

食疗分析 西红柿含有大量的钾及碱性矿物质，能促进血中钠盐的排出，有降压、利尿、消肿作用，对高血压、肾脏病有良好的辅助治疗作用。小米因富含维生素 B_1、维生素 B_{12} 等，具有防止消化不良及口角生疮的功效。

饮食宜忌 素体虚寒、小便清长者少食。

黑木耳西红柿汤

食疗菜例

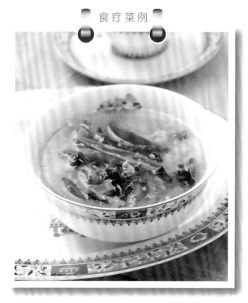

主料：黑木耳 100 克，西红柿 200 克，鸡蛋 100 克。
辅料：黄花菜 20 克，食用油、盐、糖、素高汤、胡椒粉各适量。

❋ 制作过程

◆ 1. 把黑木耳、黄花菜用清水浸泡约 1 小时，洗净待用。
◆ 2. 将黑木耳剪小块；黄花菜切去硬端，再用热水浸 5 分钟，沥干水分；将西红柿洗净，切块去籽。
◆ 3. 将锅置火上，入食用油烧热，略翻炒西红柿，注入素高汤和水，加入盐、糖、胡椒粉、黑木耳、黄花菜同煮至沸腾，片刻后熄火，下鸡蛋拌匀即可。

食疗分析 黄花菜含有丰富的卵磷脂，对增强和改善大脑功能有重要作用。

饮食宜忌 黄花菜含膳食纤维较多，肠胃病患者慎食。

胡萝卜

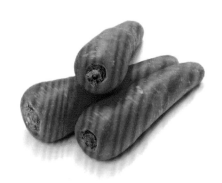

◆**别名**：胡萝菔、红萝卜、甘笋、丁香萝卜

◆**食用性质**：味甘，性平

◆**食疗成分**：懈皮素、山标酚

胡萝卜为伞形科，一年生或二年生的根菜。原产地中海沿岸，我国栽培甚为普遍，以山东、河南、浙江、云南等省种植最多，品质亦佳。胡萝卜的品种很多，按色泽可分为红、黄、白、紫等数种，我国栽培最多的是红、黄两种。

营养功效

胡萝卜含有降糖物质，是糖尿病患者的良好食品，其所含的某些成分，如懈皮素、山标酚能增加冠状动脉血流量，降低血脂，促进肾上腺素的合成，还有降压，强心作用，是高血压、冠心病患者的食疗佳品。

胡萝卜含有植物纤维，吸水性强，在肠道中体积容易膨胀，是肠道中的"充盈物质"，可加强肠道的蠕动，从而利膈宽肠，通便防癌。

胡萝卜含有丰富的维生素A，维生素A是骨骼正常生长发育的必需物质，有助于细胞增殖与生长，是机体生长的要素，对促进婴幼儿的生长发育具有重要意义。

胡萝卜含有大量胡萝卜素，有补肝明目的作用，能在一定程度上治疗夜盲症。

饮食宜忌

胡萝卜一般人都可食用，更适宜冠心病、高血压、夜盲症、干眼症患者及营养不良、食欲不振、皮肤粗糙者食用。

食用过多胡萝卜易引起闭经和抑制卵巢的正常排卵功能，因此欲怀孕的妇女不宜多吃。

购存技巧

选购胡萝卜的时候，以形状坚实，颜色为浓橙色，表面光滑的为佳。此外，粗细整齐、大小均匀、不开裂的口感较好。

将胡萝卜加热，放凉后，用密封容器保存，冷藏可保鲜5天。

食用方法

胡萝卜适用于炒、烧、拌等烹调方法，也可做配料。

烹调胡萝卜时，不要加醋，以免胡萝卜素损失。

胡萝卜素是脂溶性维生素，必须在油脂中才能被人体消化吸收和转化。生吃胡萝卜只能起到通便和降低胆固醇的作用，而不能吸收到其中更多的营养素。

主料：胡萝卜 400 克。

辅料：百合、糖各适量。

胡萝卜百合糖水

食疗菜例

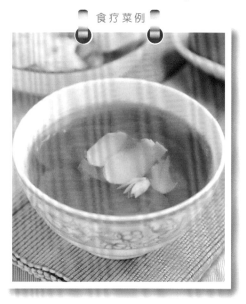

❉ 制作过程

◆ 1. 将胡萝卜洗净去皮，切片。

◆ 2. 将百合洗净后用清水泡软。

◆ 3. 将锅置火上，加入清水，入胡萝卜、百合同煮至沸。

◆ 4. 下糖继续煮至糖完全溶化即可。

食疗分析 百合除含有淀粉、蛋白质、脂肪及钙、磷、铁、维生素 B_1、维生素 B_2、维生素 C 等营养素外，还含有一些特殊的营养成分，如秋水仙碱等多种生物碱。这些成分综合作用于人体，具有良好的营养滋补功效。

饮食宜忌 食欲不振、皮肤粗糙者尤其适宜食用。

菊花胡萝卜汤

食疗菜例

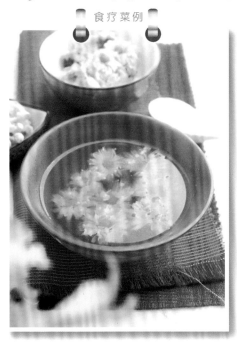

主料：胡萝卜 100 克。

辅料：菊花 6 克，盐、香油、清汤各适量。

❉ 制作过程

◆ 1. 将菊花洗净；胡萝卜洗净切成片，放入盘中待用。

◆ 2. 将锅置火上，注入清汤，放入菊花、盐、胡萝卜后煮至熟。

◆ 3. 淋上香油，放盐调味即可。

食疗分析 菊花味甘微苦，性微寒，具有疏散风热、清肝明目、清热解毒的功效。胡萝卜具有健脾消食、润肠通便、行气化滞等功效。

饮食宜忌 气虚胃寒、食少泄泻者慎食。

洋 葱

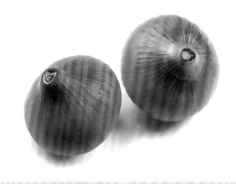

◆ **别名**：洋葱头、玉葱、圆葱、球葱

◆ **食用性质**：味甘、微辛，性温

◆ **食疗成分**：前列腺素A

洋葱为百合科草本植物，二年生或多年生植物，是一种很普通的廉价家常菜。原产亚洲西部，现在我国各地均有栽培，四季都有供应。洋葱供食用的部位为地下的肥大鳞茎（即葱头）。根据其皮色可分为白、黄和红三种。

营养功效

洋葱含有前列腺素A，前列腺素A能扩张血管、降低血液黏度，可降血压，减少外周血管和增加冠状动脉的血流量，预防血栓形成，对抗人体内儿茶酚胺等升压物质，又能促进钠盐的排泄，从而使血压下降，经常食用对高血压、高血脂和心脑血管疾病患者都有保健作用。

洋葱具有发散风寒的作用，是因为洋葱鳞茎和叶子含有一种称为硫化丙烯的油脂性挥发物，具有辛辣味，这种物质能抗寒，抵御流感病毒，有较强的杀菌作用。

洋葱营养丰富，且气味辛辣。能刺激胃、肠及消化腺分泌，增进食欲，促进消化，且洋葱不含脂肪，其精油中含有可降低胆固醇的含硫化合物的混合物，可用于治疗消化不良、食欲不振、食积内停等症。

饮食宜忌

特别适宜高血压、高血脂、动脉硬化等心血管疾病、糖尿病、癌症、急慢性肠炎、痢疾患者以及消化不良者食用。

洋葱不宜一次食用过多，容易引起目糊和发热。同时凡有皮肤瘙痒性疾病、患有眼疾以及胃病、肺胃发炎者少吃。

购存技巧

选购洋葱的时候，表皮越干越好，包卷度越紧越好，最好可以看出洋葱透明表皮中带有茶色的纹理。

将洋葱放入网袋中，然后悬挂在室内阴凉通风处或者放在有透气孔的专用陶瓷罐中保存。

食用方法

炒洋葱的时候，洋葱很容易发软，造成口感不佳，如果在切好的洋葱中拌入少量的面粉，就可以避免这种情况的发生，而且成菜时色泽金黄，质地脆嫩。烹制时在大火热油中投入切好的洋葱，再加上少许白葡萄酒，不但可防止焦糊，而且味道也更鲜美。洋葱易熟，因此不宜在锅中炒制时间过长。

主料：洋葱 200 克，猪瘦肉 100 克。
辅料：红辣椒、姜、食用油、盐、味精、水淀粉、酱油各适量。

洋葱炒肉丝

食疗菜例

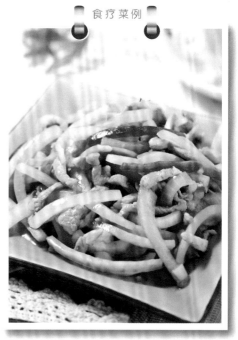

❈制作过程

◆ 1. 将洋葱去老皮，洗净，切成丝，红辣椒洗净切丝；将姜切末。
◆ 2. 将猪瘦肉切丝，加食用油、盐、味精、水淀粉、酱油拌匀。
◆ 3. 将炒锅烧干，加入食用油后，立刻倒入猪瘦肉丝，炒至猪瘦肉丝一变色即铲起，留底油。
◆ 4. 大火烧热底油，加入姜末和盐，倒入洋葱丝和红辣椒丝，大火炒至适宜的软度，再放入猪瘦肉丝，均匀加盐、味精、酱油调味即可。

食疗分析 洋葱有一定的提神作用，它能帮助细胞更好地利用葡萄糖，同时降低血糖，供给脑细胞热能，是糖尿病、神志萎顿患者的食疗佳蔬。

饮食宜忌 贫血者宜多食用。

洋葱玉米粥

食疗菜例

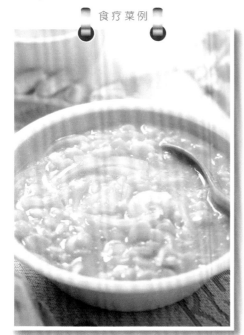

主料：洋葱 150 克，玉米粒 100 克。
辅料：天花粉 10 克，盐适量。

❈制作过程

◆ 1. 将洋葱去根、头，洗净，用温开水稍冲，切细丝，放入碗中，用适量盐腌 15 分钟。
◆ 2. 将天花粉洗净晒干或烘干，碾成极细末。
◆ 3. 将玉米粒入沙锅，加水，大火煮至沸，改小火煨煮 20 分钟，待玉米酥烂，入洋葱丝、天花粉，再用大火煨煮 5 分钟下盐调味即可。

食疗分析 天花粉味甘、微苦，微寒，具有清热生津、清肺化痰、解毒消肿的功效，玉米可益肺宁心、健脾开胃、利水通淋，对降胆固醇、健脑有一定功效。

饮食宜忌 孕妇忌食。

大蒜

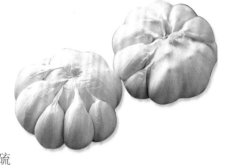

◆ **别名**：蒜头、大蒜头、胡蒜

◆ **食用性质**：味辛，性温

◆ **食疗成分**：甲基烯丙基三硫、二烯丙基二硫

大蒜为百合科植物蒜的鳞茎。大蒜的种类繁多，依蒜头皮色的不同，可分为白皮蒜和紫皮蒜。中国人食用大蒜的年代较晚，大约是在汉朝张骞出使西域后才引进。大蒜既可调味，又能防病健身，常被人们称誉为"天然抗生素"。

营养功效

大蒜中含有的甲基烯丙基三硫、二烯丙基二硫等有效成分，这些有效成分有很强的抑制血小板聚集的作用，对已聚集的血小板有明显的促解离作用，使血流畅通，可防止血栓的形成，扩张冠状动脉，对预防冠心病和动脉硬化有良好的作用。

近年来由于人们的膳食结构不够合理，人体中硒的摄入减少，使得胰岛素合成下降，而大蒜中含硒较多，对人体中胰岛素合成有促进作用，所以糖尿病患者多食大蒜有助减轻病情。

紫皮大蒜挥发油中所含的大蒜辣素具有明显的抗炎灭菌作用，尤其对上呼吸道和消化道感染、霉菌性角膜炎、隐孢子菌感染有显著的功效。另据研究表明大蒜中含有一种叫"硫化丙烯"的辣素，其杀菌能力可达到青霉素的十分之一，对病原菌和寄生虫都有良好的杀灭作用，可以起到预防流感、防止伤口感染、治疗感染性疾病和驱虫的功效。

饮食宜忌

大蒜特别适宜肺结核、冠心病、高血压、动脉硬化患者。

大蒜多食易生热，且对局部有刺激，阴虚火旺、目口舌有疾者忌食；患有胃溃疡、十二指肠溃疡、肝病以及阴虚火旺者忌用。

购存技巧

挑选大蒜时，个头大，包衣紧，蒜瓣大且均匀，味道浓厚，辛香可口，汁液黏稠的质量较好。

大蒜怕高温，可放入冰箱冷藏，但不可冷冻，在适宜的温度下，大蒜至少能保存半个月，既不生芽，又不会腐烂。

食用方法

大蒜可生食、捣泥食、煨食、煎汤饮。在菜肴成熟起锅前，放入一些蒜末，可增加菜肴美味。在烧鱼、煮肉时加入一些蒜块，可解腥味、去除异味。

主料：鲇鱼 500 克。

辅料：香菇 10 克，水淀粉、蒜、姜、盐、味精、糖、香油、胡椒粉、老抽、料酒、食用油各适量。

大蒜焖鲇鱼

食疗菜例

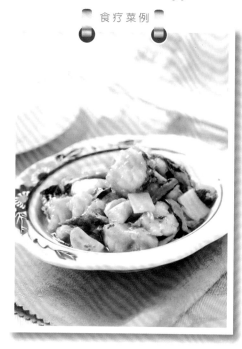

✿ 制作过程

◆1. 将鲇鱼宰净切块，用盐水涂抹，拍上淀粉。

◆2. 将香菇去蒂，切丝；将姜切片；将蒜去包衣，取完整蒜瓣，待用。

◆3. 炒锅用中火烧热，下食用油烧至六成热，将鱼逐块放入，稍炸一会捞出，沥干油。

◆4. 炒锅再置火上，下蒜瓣、姜片、香菇丝爆透，烹料酒，下鱼块、盐、味精、老抽、糖，约焖 10 分钟，再撒上胡椒粉，用水淀粉调稀勾芡。

◆5. 淋香油拌匀，盛在盘中，即可。

食疗分析 鲇鱼是催乳的佳品，并有滋阴养血、补中气、开胃、利尿等功效。而香菇能起到降压、降胆固醇、降血脂的作用。

饮食宜忌 痼疾、疮疡患者慎食。

蒸蒜香大虾

食疗菜例

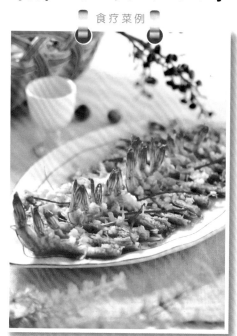

主料：大虾 350 克。

辅料：蒜 20 克，红辣椒、葱各 5 克，蒜蓉辣酱、糖、生抽各适量。

✿ 制作过程

◆1. 将大虾开边切开，去虾肠，洗净，用布吸干水分。

◆2. 将蒜去包衣拍碎，剁成蒜蓉；红辣椒切丝；葱切粒。

◆3. 把蒜蓉辣酱、糖、生抽和蒜蓉放于碗里，调成汁备用。

◆4. 将大虾排在微波容器上，把蒜蓉汁、红辣椒丝、葱粒放在大虾上，用保鲜纸包裹，留一小口疏气，高火蒸 8 分钟取出即可。

食疗分析 虾含有丰富的牛磺酸，能降低人体血清胆固醇。红辣椒富含维生素 C，对心脏病及冠状动脉硬化有一定治疗作用，还可降低胆固醇。

饮食宜忌 患冷积者忌食。

莲藕

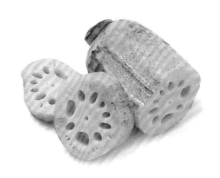

◆ **别名**：连菜、藕、菡萏、芙蕖

◆ **食用性质**：味甘，性寒

◆ **食疗成分**：黏液蛋白、膳食纤维

莲藕主要分布于长江流域和南方各省，秋、冬及春初均可采挖。莲藕呈短圆柱形，外皮粗厚，颜色为灰白色或银灰色，内部光滑，微甜而脆，十分爽口，可生食也可做菜，而且药用价值相当高，是老幼妇孺、体弱多病者上好的食品和滋补佳珍。

营养功效

莲藕中含有黏液蛋白和膳食纤维，能与人体内胆酸盐，食物中的胆固醇及甘油三酯结合，使其从粪便中排出，从而减少人体对脂类的吸收，可有效预防冠心病等心脑血管疾病。

莲藕生用性寒，有清热凉血作用，可用来治疗热性病症；莲藕味甘多液，对热病口渴、衄血、咯血、下血者尤为有益。

莲藕散发出一种独特清香，还含有鞣质，有一定健脾止泻作用，能增进食欲，促进消化，开胃健中，有益于胃纳不佳、食欲不振者恢复健康。

莲藕含有大量的单宁酸，有收缩血管作用，可用来止血。莲藕还能凉血、散血，中医认为其止血而不留淤，是热病血症的食疗佳品。

饮食宜忌

老幼妇孺、体弱多病者尤宜食用，高热病人、吐血者及高血压、肝病、食欲不振、缺铁性贫血、营养不良者可多食用。

脾胃消化功能低下、大便溏泄者不宜生吃。

购存技巧

选购莲藕时，要选择切口处水嫩新鲜，表面光泽无伤痕且无褐变现象，而且每节之间的距离长且粗、藕孔小的，如果藕孔中带有红色或出现茶色黏液，就表示莲藕已经不新鲜了。

没切过的莲藕可在室温中放置一周的时间，但因莲藕容易变黑，切面孔的部分容易腐烂，所以切过的莲藕要在切口处覆以保鲜膜，冷藏可保鲜一个星期左右。

食用方法

吃藕应分段食用，顶端香甜脆嫩，汆水后可凉拌鲜食。第二节及第三节稍老，则是做汤的上好原料，亦可以做炸藕夹。第四节之后的各节，只适于炒食或作为藕粉的原料来使用。

主料：莲藕 300 克，红枣 40 克。
辅料：罗汉果 30 克，糖适量。

✤ 制作过程

◆ 1. 将莲藕洗净削皮，切薄片；罗汉果洗净，取肉；红枣用清水浸泡，去核待用。
◆ 2. 将水和糖放入锅中煮至沸腾后，放罗汉果和红枣用小火煮 20 分钟。
◆ 3. 将莲藕片放入煮 15 分钟即可。

食疗分析 罗汉果含有不饱和脂肪酸，可以降低血脂，减少脂肪在血管内的沉积，对防治高血脂、动脉粥样硬化有一定疗效。

饮食宜忌 外感及肺寒咳嗽者慎服。

罗汉果红枣莲藕糖水

食疗菜例

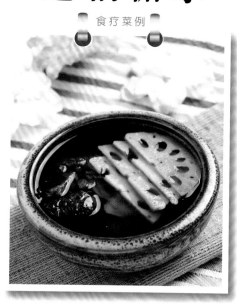

蜜汁酿藕

食疗菜例

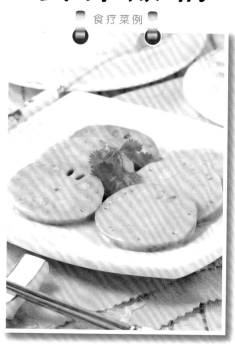

主料：莲藕 250 克，糯米 150 克。
辅料：糖 75 克，蜂蜜 25 毫升，香菜适量。

✤ 制作过程

◆ 1. 将糯米淘洗干净，用温水泡软泡透；藕切成半圆形连片。
◆ 2. 将泡好的糯米装在每个莲藕孔内，摆入碗中，上屉蒸 30 分钟取出，摆入盘内。
◆ 3. 锅内加水和糖、蜂蜜熬化至浓，浇在酿好的藕上，放上香菜装饰即可。

食疗分析 糯米含有蛋白质、脂肪、糖类、维生素 B_1、维生素 B_2、尼克酸及淀粉等，营养丰富，为温补强壮食品，具有补中益气、健脾养胃、止虚汗之功效，对食欲不佳、腹泻有一定缓解作用。

饮食宜忌 发热、咳嗽痰黄、黄疸、腹胀之人忌食。

茄 子

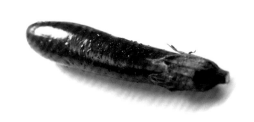

◆ 别名：落苏、茄瓜

◆ 食用性质：味甘，性凉

◆ 食疗成分：维生素 P

茄子属茄科，一年生蔬菜，原产印度，是为数不多的紫色蔬菜之一，也是餐桌上十分常见的家常蔬菜。在茄子的紫皮中含有丰富的维生素 E 和维生素 P，这是其他蔬菜所不能比的。茄子食用的部位是它的嫩果，按其形状不同可分为圆茄、灯泡茄和线茄三种。

营养功效

茄子含丰富的维生素 P，这种物质能增强人体细胞间的黏着力，增强毛细血管的弹性，减低毛细血管的脆性及渗透性，防止微血管破裂出血，使心血管保持正常的功能，对心脑血管尤其是冠心病患者有很好的保护作用。

茄子含有龙葵碱，能抑制消化系统肿瘤的增殖，对于防治胃癌有一定效果。此外，茄子还有清退癌热的作用。

茄子含有维生素 E，有防止出血和抗衰老功能，常吃茄子，可使血液中胆固醇水平降低，对延缓人体衰老具有积极的意义。

饮食宜忌

茄子可清热解暑，对于容易长痱子、生疮疖者尤为适宜。

脾胃虚寒、哮喘者不宜多吃，体弱、便溏者不宜多食。

手术前吃茄子，麻醉剂可能无法被正常分解，会拖延病人苏醒时间，影响病人康复速度。

购存技巧

茄子以果形均匀周正、老嫩适度，无裂口、腐烂、锈皮、斑点、皮薄、子少、肉厚、细嫩的为最佳。嫩茄子颜色发乌暗，皮薄肉松，重量少，子嫩味甜，子肉不易分离，花萼下部有一片绿白色的皮。老茄子颜色光亮发光滑，皮厚而紧，肉坚子实，子容易分离，子黄硬，重量大，有的带苦味。

要保存的茄子绝对不能用水冲洗，还要防雨淋，防磕碰，防受热，并存放在阴凉通风处。

食用方法

茄子适用于烧、焖、蒸、炸、拌等烹调方法，如"鱼香茄子"、"炸茄盒"、"肉片烧茄子"等。

茄子切成块或片后，由于氧化作用会很快由白变褐。如果将切成块的茄子立即放入水中浸泡，待做菜时再捞起滤干，就可避免茄子变色。

主料：茄子 300 克，草鱼 500 克。

辅料：红辣椒、葱、盐、水淀粉、食用油、胡椒粉各适量。

茄子蒸鱼片

食疗菜例

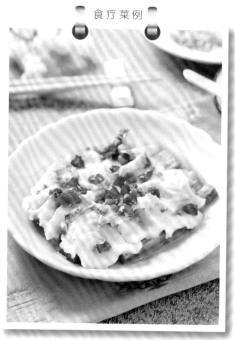

❋ 制作过程

- ◆ 1. 将草鱼洗净，斩去鱼头鱼尾，取净鱼肉，切成大片。
- ◆ 2. 将鱼片加盐、水淀粉拌匀。
- ◆ 3. 将红辣椒切碎，葱切花。
- ◆ 4. 将茄子去皮切成条状，下锅用食用油稍炸片刻，铺在盘中垫底。
- ◆ 5. 将鱼片摆放于茄子上，撒上胡椒粉、红辣椒、葱花，上笼蒸熟即可。

食疗分析 茄子与鱼同烹具有清热解毒、活血、消肿、暖胃和中之功效。红辣椒强烈的香辣味能刺激唾液和胃液的分泌，增加食欲，促进肠道蠕动，帮助消化。

饮食宜忌 适宜头痛、久疟、心血管病者食用。

茄子粥

食疗菜例

主料：大米 100 克，茄子 200 克，肉末 50 克。

辅料：葱、姜、食用油、料酒、盐、味精各适量。

❋ 制作过程

- ◆ 1. 将茄子洗净，切粒稍余，沥水备用；将大米洗净，浸泡 30 分钟。
- ◆ 2. 将肉末洗净，将葱切花，将姜切末。
- ◆ 3. 炒锅倒入食用油烧至七成热，加葱花、姜末煸炒出香味。再加肉末、料酒炒至熟时，倒入茄粒翻炒片刻，离火待用。
- ◆ 4. 锅内注入清水，加入大米煨煮成稠粥。最后拌入茄粒、肉末煮沸，加盐、味精调味即可。

食疗分析 茄子具有清热止血、消肿止痛的功效，可用于热毒痈疮、皮肤溃疡、口舌生疮、痔疮下血、便血、衄血等症。

饮食宜忌 糖尿病患者不宜多食。

山药

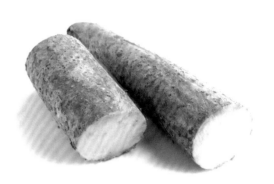

◆ **别名**：薯蓣、山芋、诸薯

◆ **食用性质**：味甘，性平

◆ **食疗成分**：黏液蛋白

山药是薯蓣科多年蔓生草本植物薯蓣的块茎，因其营养丰富，自古以来就被视为物美价廉的补虚佳品，既可作主粮，又可作蔬菜，还可以制成糖葫芦之类的小吃。河南怀庆府（今温县）所产最佳，谓之"怀山药"。

营养功效

山药含有大量的黏液蛋白、维生素及微量元素，能有效阻止血脂在血管壁的沉淀，预防冠心病等心血疾病，取得益志安神、延年益寿的功效。

山药含有黏液蛋白及多种营养素，有强健机体、滋肾益精的作用。大凡肾亏遗精、妇女白带多、小便频数等症，皆可服之。

山药含有淀粉酶、多酚氧化酶等物质，有利于脾胃消化吸收，是一味平补脾胃的药食两用之品。不论脾阳亏或胃阴虚，皆可食用。医院临床上常用治脾胃虚弱、食少体倦、泄泻等病症。

山药含有皂甙、黏液质，有润滑、滋润的作用，故可益肺气，养肺阴，治疗肺虚痰嗽久咳之症。

饮食宜忌

适宜糖尿病患者、腹胀者、病后虚弱者、慢性肾炎患者、长期腹泻者、肾气亏耗者食用。

山药能养阴助湿，所以湿盛中满者，或有积滞、有实邪者不宜。另外，山药有收敛作用，所以患感冒、大便燥结者及肠胃积滞者忌食。

购存技巧

山药一般要选择茎干笔直、粗壮，拿到手中有一定分量的。如果是切好的山药，则要选择切开处呈白色的。新鲜的山药一般表皮比较光滑，颜色呈自然的皮肤颜色。

如果需长时间保存，应该把山药放入木锯屑中包埋，短时间保存则只需用纸包好放入冷暗处即可。如果购买的是切开的山药，则要避免接触空气，以用塑料袋包好放入冰箱里冷藏为宜。

食用方法

山药可鲜炒，或晒干煎汤、煮粥。烹调时应去皮食用，以免产生麻、刺等异常口感。山药鲜品多用于虚劳咳嗽及消渴病，炒熟食用可治脾胃、肾气亏虚。

新鲜山药切开时会有黏液，极易滑刀伤手，可以先用清水加少许醋洗，这样可减少黏液。

主料：山药 250 克，莴笋 250 克。
辅料：胡萝卜 50 克，盐、味精、胡椒粉、醋、食用油各适量。

莴笋炒山药

食疗菜例

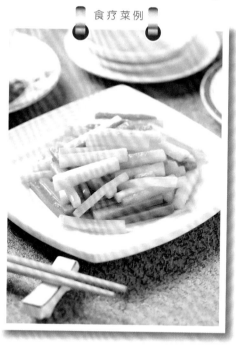

❋制作过程

◆ 1. 将山药、莴笋、胡萝卜分别洗净，去皮，切长条，氽水，沥干待用。
◆ 2. 往锅内入食用油烧热，放入山药、莴笋、胡萝卜翻炒至熟，加盐、味精、醋、胡椒粉调味即可。

食疗分析 莴笋含钾量较高，有利于促进排尿，减少对心房的压力，对高血压和心脏病患者极为有益，莴笋还含有少量的碘元素，它对人的基础代谢、心智和体格发育甚至情绪都有重大影响，因此经常食用莴笋有助于消除紧张，帮助睡眠。

饮食宜忌 大便燥结者不宜食用。

桂花山药莲藕糖水

食疗菜例

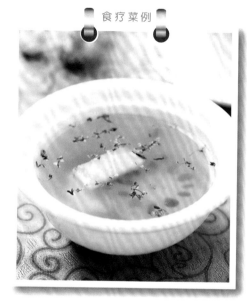

主料：山药 200 克，莲藕 150 克。
辅料：桂花 10 克，糖适量。

❋制作过程

◆ 1. 将莲藕和山药都分别去皮洗净，切成片。
◆ 2. 把莲藕片、山药片、桂花放入锅内加水煮 20 分钟。
◆ 3. 往锅里加糖搅匀，煮至糖完全溶化即可。

食疗分析 桂花中所含的芳香物质，能够稀释痰液，促进呼吸道痰液的排出，具有化痰、止咳、平喘的作用。山药具有健脾补肺、益胃补肾、固肾益精、聪耳明目、助五脏、强筋骨、长志安神、延年益寿的功效。

饮食宜忌 桂花味辛性温，体质偏热、火热内盛者慎食。

粉葛

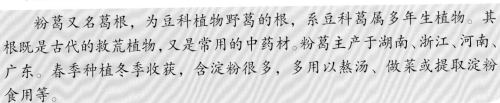

◆ **别名**：葛薯、葛根、野葛

◆ **食用性质**：味甘、辛，性凉

◆ **食疗成分**：黄酮、葛根素

粉葛又名葛根，为豆科植物野葛的根，系豆科葛属多年生植物。其根既是古代的救荒植物，又是常用的中药材。粉葛主产于湖南、浙江、河南、广东。春季种植冬季收获，含淀粉很多，多用以熬汤、做菜或提取淀粉食用等。

营养功效

粉葛中含有黄酮和葛根素，能改善心肌的氧代谢，对心肌的代谢产生有益作用，同时能扩张血管，改善微循环，降低血管阻力，使血流量增加，还能降低血清胆固醇，降低油三酯，故可用来防治心肌缺血、心肌梗死、心律失常、高血压、动脉硬化等病症。

粉葛中的丙酮提取物有使体温恢复正常的作用，对人体多种发热有效，故常用于发热口渴，心烦不安等病症。

粉葛对有学习记忆障碍者有治疗作用，可用于治疗老年性痴呆、智力障碍、记忆力差等病症。

饮食宜忌

一般人皆可食用，高血压、高血脂、高血糖等心脑血管病患者及更年期妇女、易上火人群、常用烟酒者尤其适宜食用。

粉葛易于动呕，胃寒者应当慎服。

购存技巧

粉葛为甘葛藤的块根，呈圆柱形或类纺缍形，有的为纵切、斜切的厚片，大小不一。除去外皮的表面呈黄白色或淡黄色，未去外皮的呈灰棕色。质坚硬而重，纤维性弱，有的呈绵毛状，全粉性。以块大，质紧实，粉性足者为佳。

粉葛可置于阴凉处保存。

食用方法

用粉葛配肉类煲汤，味道清甜可口，又可使神经及肌肉松弛，心情宁静，夜睡安宁。若食用过多煎炸肥腻食物，会导致目赤口臭、小便短黄、颈背筋骨酸痛，可用粉葛煲冰糖水饮用，味道清甜，清热解毒，生津止渴。若加两片生姜、几粒红枣，还能疏解感冒。

主料：粉葛 500 克，鲮鱼 500 克。

辅料：赤小豆 50 克，姜 10 克，葱 8 克，盐、食用油各适量。

粉葛赤小豆鲮鱼汤

食疗菜例

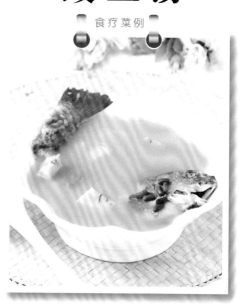

❋ 制作过程

◆ 1. 将粉葛去皮，洗净切块，在锅中干炒一下。

◆ 2. 将赤小豆洗净，鲮鱼宰好洗净，姜切片，葱切段。

◆ 3. 烧锅下食用油，油烧热后，下入姜片和鲮鱼，煎至鲮鱼两面金黄，倒入瓦煲中。

◆ 4. 瓦煲内再加入粉葛、赤小豆、葱段，加入适量清水，大火煮至沸腾，改小火煲 2 小时，加盐调味即可。

食疗分析 赤小豆含有较多的皂角甙，可刺激肠道，因此它有良好的利尿作用，能解酒、解毒，对心脏病和肾病、水肿都有益。

饮食宜忌 本汤寒凉，风寒感冒见周身酸楚、胃寒者慎食。

黄豆粉葛鱼片汤

食疗菜例

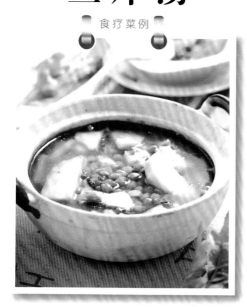

主料：粉葛 500 克，鱼肉 200 克。

辅料：黄豆 25 克，葱、盐各适量。

❋ 制作过程

◆ 1. 将黄豆洗净，粉葛去皮洗净，切块；葱去根，取葱白，切段。

◆ 2. 将鱼肉洗净，切成鱼片，待用。

◆ 3. 瓦煲内加适量清水，先用大火煮至水沸腾，然后放入粉葛、黄豆，用中火煲 2 小时。

◆ 4. 加葱白、鱼肉片和少许盐，煲至鱼片熟透即可。

食疗分析 黄豆味甘、性平，具有健脾宽中、润燥消水、清热解毒、益气的功效，粉葛具有解肌退热、生津、透疹、升阳止泻的作用。

饮食宜忌 患有严重肝病、肾病、消化性溃疡者不宜食用。

土豆

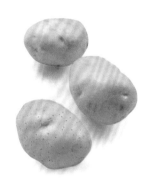

◆ **别名**：马铃薯、洋芋、地蛋、山药蛋

◆ **食用性质**：味甘，性平

◆ **食疗成分**：黏液蛋白

土豆属茄科，多年生草本块茎类蔬菜，原产于南美洲高山地区，十八世纪传入我国，现各地均有栽培，全年都有供应。土豆营养素齐全，而且易为人体消化吸收，与稻谷、小麦、玉米、高粱一起被称为全球五大农作物，在欧美享有"第二面包"之称。

营养功效

土豆能大量供给对人体有特殊保护作用的黏液蛋白，能促持消化道、呼吸道以及关节腔、浆膜腔的润滑，预防心血管和系统的脂肪沉积，保持血管的弹性，有利于预防动脉粥样硬化的发生。

土豆是一种碱性蔬菜，有利于体内酸碱平衡，中和体内代谢后产生的酸性物质，从而有一定的美容、抗衰老作用。

土豆含有大量淀粉以及蛋白质、B族维生素、维生素C等，能促进脾胃的消化功能。

土豆含有大量膳食纤维，能宽肠通便，帮助机体及时排泄代谢毒素，防止便秘，预防肠道疾病的发生。

土豆含有丰富的维生素及钙、钾等微量元素，易于消化吸收，营养丰富。土豆所含的钾能取代体内的钠，同时能将钠排出体外，有利于高血压和肾炎水肿患者的康复。

饮食宜忌

土豆一般人皆可食用，但已经长芽的

土豆有毒，禁止食用，否则容易引起急性中毒。另外，吃土豆时一定要去皮，因为土豆皮中含有生物碱，大量食用会有恶心、腹泻等现象。

购存技巧

秋到冬季是土豆的盛产季节，应挑选形状丰满、表面无伤痕、无皱纹的为佳，切忌挑选外皮呈绿色或发芽的土豆。

长期存放可以将土豆与苹果放在一起，苹果产生的乙烯会抑制土豆芽眼处的细胞产生生长素，生长素积累不到足够的浓度，土豆就不容易发芽。

食用方法

土豆适用于炒、炖、烧、炸等烹调方法。

土豆一煮就烂，即使带皮煮也很难保持完整。如果用于冷拌或做土豆丁，可以在煮土豆的水里加些腌菜的盐水或醋，土豆煮熟后就能保持完整。

主料：牛腩 150 克，土豆 200 克。

辅料：姜、蒜、料酒、清汤、盐、大料、糖、老抽、胡椒粉、水淀粉、食用油、味精、香菜各适量。

土豆焖牛腩

食疗菜例

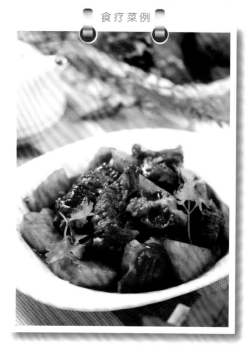

✲ 制作过程

◆ 1. 将土豆去皮，洗净切块；蒜剁蓉；姜切末。

◆ 2. 将牛腩斩块，用开水汆烫去血水，捞出沥干。

◆ 3. 锅内入食用油，入姜末、蒜蓉、牛腩爆透，加入料酒、清汤、盐、味精、糖、大料，用老抽调色，加盖焖煮至八成熟，加入土豆块同焖至熟，用水淀粉勾芡，加胡椒粉。包尾油，拌匀撒上香菜即可。

食疗分析 牛肉富含蛋白质，氨基酸组成成分比猪肉更接近人体需要，能提高机体抗病能力，寒冬食牛肉可暖胃。

饮食宜忌 感染性疾病、肝病、肾病者慎食。

土豆烧苦瓜

食疗菜例

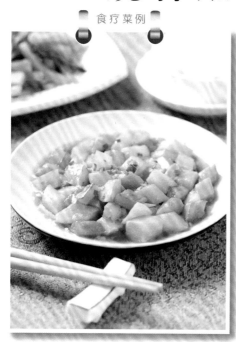

主料：苦瓜 250 克，土豆 50 克。

辅料：葱、姜、香菜、盐、花椒、酱油、高汤、食用油各适量。

✲ 制作过程

◆ 1. 将土豆洗净去皮，切成块；苦瓜切小块；葱、姜、香菜分别切末。

◆ 2. 炒将锅置火上，入食用油，烧至八成热，放入葱末、姜末炒香，加入酱油、花椒、高汤，放入土豆块翻炒。

◆ 3. 入苦瓜块、盐，改用小火焖约 10 分钟。撒上香菜末，即可出锅食用。

食疗分析 苦瓜中的苦瓜甙和苦味素能增进食欲，健脾开胃，其所含的奎宁，有利尿活血、消炎退热、清心明目的功效。

饮食宜忌 糖尿病患者尤其适合食用。

花椰菜

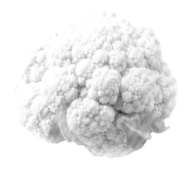

◆ **别名**：花菜、菜花、椰花菜

◆ **食用性质**：味甘，性凉

◆ **食疗成分**：类黄酮

花椰菜是十字花科植物，为一年生植物，原产于地中海东部海岸。花椰菜根上生叶，叶上长主茎及支茎，茎上长满小棵粒组成花状，整体很像一个大花朵，色白美观，且肉质细嫩，味甘鲜美，食用后很容易被人体消化吸收，是很受欢迎的家常食材。

营养功效

花椰菜是含有类黄酮最多的食物之一，类黄酮除了可以防止感染，还是最好的血管清理剂，能够阻止胆固醇氧化，防止血小板凝结成块，因而减少心脏病与中风的危险。

花椰菜的维生素含量很高，不但有利于人的生长发育，更重要的是促进肝脏解毒，增强人的体质，增加抗病能力，提高机体免疫功能。花椰菜还具有补肾填精、健脑壮骨、补脾和胃的功效。

有些人的皮肤一旦受到小小的碰撞和伤害就会变得青一块紫一块的，这是因为体内缺乏维生素 K 的缘故。补充维生素 K 的最佳途径就是多吃花椰菜。

花椰菜中含有二硫酚硫酮，可以降低形成黑色素的酶及阻止皮肤色素斑的形成，经常食用可滑润开胃，对肌肤有很好的美白效果。

饮食宜忌

适宜生长发育期的儿童及生活在污染环境中肝脏易遭到毒害的人食用，对食欲不振、消化不良、大便干结者也有好处。

甲状腺低下患者不宜食用。

购存技巧

选购时，应选择呈白色或淡乳色，干净、坚实、紧密而且叶子部分保留紧包花蕾的花椰菜，同时叶子应新鲜、饱满，呈绿色。

低温及缺氧能降低花椰菜的呼吸强度，因此，可用纸张或保鲜膜包住花椰菜，直立放入冰箱的冷藏室内保存，可保鲜 1 周。酒精能抑制花椰菜的乙烯释放量，减慢呼吸速率，因此，纸张上亦可喷少量的酒。

食用方法

花椰菜虽然营养丰富，但常有残留的农药，还容易生菜虫，所以在吃之前，可将花椰菜放在盐水里浸泡几分钟，菜虫就跑出来了，还有助于去除残留农药。

主料：花椰菜 400 克，海米 20 克。

辅料：葱、水淀粉、料酒、盐、味精、蚝油、食用油各适量。

海米烧花椰菜

食疗菜例

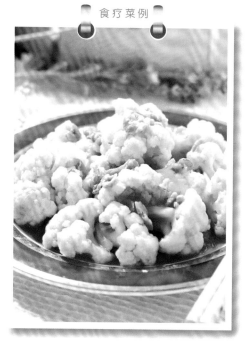

✽ 制作过程

◆ 1. 把花椰菜洗净，掰成小块；海米清洗干净；葱切段。

◆ 2. 将花椰菜放入开水锅中烫至断生，捞出用凉水过凉，沥干水分待用。

◆ 3. 炒锅置中火上，加入食用油，烧至温热，下葱段炸至金黄色捞出葱段不要，烹入料酒，加入少许水和少许味精，下海米、花椰菜、蚝油、盐，烧至入味，用水淀粉勾芡，出锅即可。

食疗分析 海米即虾米，含有丰富的钾、碘、镁、磷等矿物质及维生素 A、氨茶碱等成分，且其肉质松软，易消化，具有补肾壮阳、理气开胃之功效。

饮食宜忌 中老年人、心血管病患者尤其适宜食用。

珍珠花椰菜

食疗菜例

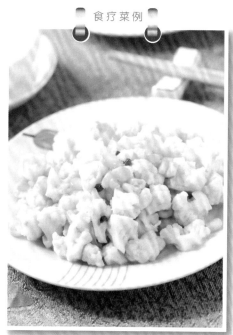

主料：花椰菜 400 克，玉米 50 克。

辅料：水淀粉、食用油、盐、味精、鲜汤、姜汁、葱汁、花椒水各适量。

✽ 制作过程

◆ 1. 把花椰菜洗净掰成小朵，用开水烫至六成熟，沥水待用。

◆ 2. 锅内放食用油，加热至五成热时，放入花椰菜略炒，再放盐和玉米粒、鲜汤、味精、葱汁、姜汁、花椒水。

◆ 3. 煮至沸，用水淀粉勾芡，翻炒均匀即可装盘。

食疗分析 玉米性平，味甘、淡，可益肺宁心、健脾开胃、利水通淋，对于防癌、降胆固醇、健脑有一定功效。

饮食宜忌 食欲不振、消化不良者宜食花椰菜。

芦笋

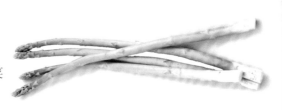

◆ **别名**：露笋、石刁柏、芦尖、龙须菜

◆ **食用性质**：味甘，性寒

◆ **食疗成分**：硒、钼、镁、锰

芦笋属百合科，多年生宿根植物。芦笋的食用部位是其幼嫩茎，有白芦笋和青芦笋之分，白芦笋多制罐头，绿芦笋供鲜食。由于芦笋肉质细嫩，口味香郁，含有较多的蛋白质，而无脂肪，清鲜爽口，因而盛行世界各国，欧美国家的高级宴会上，常见此菜。

营养功效

现代营养学分析，芦笋蛋白质组成成分具有人体所必需的各种氨基酸，含量比例恰当，无机盐元素中有较多的硒、钼、镁、锰等微量元素，经常食用对心脏病、高血压、心率过速、疲劳症、水肿、膀胱炎、排尿困难等病症有一定的疗效，同时芦笋对心血管病、肾炎、胆结石、肝功能障碍和肥胖均有益。

肾结石患者常吃芦笋可起到化解结石的作用，因为芦笋属碱性食品，摄入后能中和体内过多的酸性物质，碱化血液，从而减轻和避免酸性物质对身体的危害，而且芦笋中含有较多的天门冬素，这种物质是一种有效的肾脏清洁剂，具有清除肾脏结石的功效。

饮食宜忌

肾结石、心脏病、高血压、心率过速、疲劳症、水肿、膀胱炎、排尿困难、心血管病、肾炎、胆结石、肝功能障碍等患者适宜食用。

芦笋含有少量嘌呤，故痛风病人不宜多食。

购存技巧

选购芦笋，以全株形状正直，笋尖花苞（鳞片）紧密、不开芒，未长腋芽，没有水伤腐臭味，表皮鲜亮不萎缩，细嫩粗大者为佳。

芦笋如不能马上食用，可用报纸卷包，置于冰箱冷藏室，还可维持两三天。另外，用约5%浓度的食盐水，烫煮1分钟后，捞起置于冷水中，使之冷却，是为杀菁，杀菁后放在冰箱中，也可维持两三天不致腐坏、老化。

食用方法

新鲜芦笋的鲜度很快就降低，使组织变硬且失去大量营养素，所以应该趁鲜食用，不宜久藏。

芦笋中的叶酸很容易被破坏，所以若用来补充叶酸应避免高温烹煮，最佳的食用方法是用微波炉小功率热熟。

主料：芦笋 200 克，玉米 150 克。

辅料：猪瘦肉 50 克，西红柿 50 克，姜、盐各适量。

芦笋玉米西红柿汤

食疗菜例

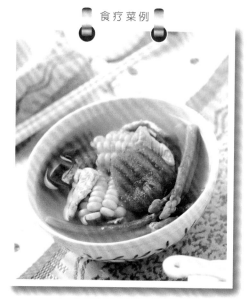

❋ 制作过程

◆ 1. 将芦笋洗净，切段；玉米剥去外皮，洗净，剁成段；猪瘦肉洗净，切片；西红柿洗净，切块；姜切片。

◆ 2. 锅中放适量清水煮沸，放入芦笋段、玉米段、猪瘦肉片、西红柿、姜片，煮沸后用小火煮 1 小时左右，出锅前放盐调味即可。

食疗分析 西红柿含尼克酸，该物质能维持胃液的正常分泌，促进红血球的形成，有利于保持血管壁的弹性和保护皮肤，所以食用西红柿对防治动脉硬化、高血压和冠心病有帮助。

饮食宜忌 适宜高血脂症、冠心病者食用。

芦笋山药豆浆

食疗菜例

主料：黄豆 40 克，芦笋 30 克。

辅料：山药 10 克，糖适量。

❋ 制作过程

◆ 1. 黄豆用清水浸泡 6～8 小时，洗净备用。

◆ 2. 芦笋洗净，切小段；山药去皮，切小粒。

◆ 3. 将黄豆与芦笋、山药放入豆浆机中，加水至上下水位线间，接通电源，按"豆浆"键。

◆ 4. 待豆浆制成，加糖搅匀即可。

食疗分析 芦笋能促进 T 淋巴细胞转化增殖，是人体免疫功能的生物调节剂。山药含有黏液质、淀粉酶，有滋补助消化的作用。此豆浆能强身健体、缓解疲劳、提高免疫力。

饮食宜忌 痛风病人忌食。

41

小白菜

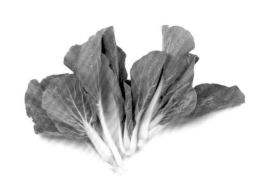

◆ **别名**：青菜、油白菜、白菜秧

◆ **食用性质**：味甘，性平

◆ **食疗成分**：膳食纤维

小白菜是十字花科大白菜的变种，原产中国，各地均有栽培，以南方栽种最广，一年四季供应，春夏两季最多。小白菜含有丰富的钙、磷、铁，质地柔嫩，味道清香，为大众化蔬菜。

营养功效

小白菜中含有大量膳食纤维，其进入人体内与脂肪结合后，可防止血浆胆固醇形成，促使胆固醇代谢物胆酸得以排出体外，以减少动脉粥样硬化的形成，从而保持血管弹性，有助于防治冠心病等心血管疾病。

小白菜富含维生素和矿物质，为保证身体的生理需要提供营养物质条件，有助于增强机体免疫能力。

小白菜中含有大量胡萝卜素，比豆类、番茄、瓜类都多，并且还有丰富的维生素C，进入人体后，可促进皮肤细胞代谢，防止皮肤粗糙及色素沉着，使皮肤亮洁，延缓衰老。

饮食宜忌

一般人群均可食用，尤其适宜于肺热咳嗽、便秘、丹毒、漆疮、疮疖等患者及缺钙者食用。脾胃虚寒、大便溏薄者，不宜多食小白菜。

购存技巧

选购小白菜有两个要求。一是鲜，即新鲜度要高。小白菜最易失水萎缩，一旦失水再去喷水，壮龄叶叶片尖端萎缩的也不能恢复，所以凡是叶尖萎蔫的最好不要购买，而刀口有水珠的表示新鲜度最高。二是嫩，小白菜一般颜色深的老，淡的嫩，嫩的小白菜口感较好。

存放小白菜忌用水洗，因为水洗后，茎叶细胞外的渗透压和细胞呼吸均发生改变，造成茎叶细胞死亡溃烂，营养成分大损。

食用方法

小白菜的食用方法很多，可清炒或是与香菇、蘑菇、笋等拌炒，小白菜汤有利于减肥。

小白菜不易生食。用小白菜制作菜肴，炒、煮的时间不宜过长，以免损失营养。

主料：小白菜 100 克，猪瘦肉 50 克，鸡蛋 50 克。
辅料：盐、胡椒粉、香油各适量。

小白菜蛋花汤

食疗菜例

✢ 制作过程

◆ 1. 猪瘦肉洗净切丝，小白菜洗净切长条，鸡蛋打散。

◆ 2. 将锅置火上，锅内加清水适量，煮至沸腾，下入小白菜稍煮。

◆ 3. 下入猪瘦肉丝和盐、胡椒粉、香油煮 1 分钟，淋上打散的蛋汁即可。

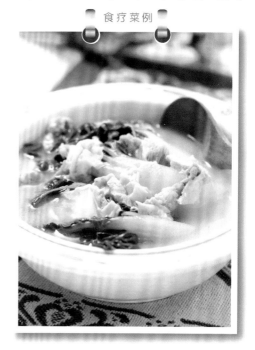

食疗分析 小白菜富含抗过敏的维生素 A、维生素 C、B 族维生素、钾、硒等，小白菜有利于预防心血管疾病，降低患癌症危险性，并能通肠利胃，促进肠管蠕动，保持大便通畅。

饮食宜忌 阴虚体质人群不宜食用。

小白菜香菇粥

食疗菜例

主料：大米 100 克，小白菜 300 克。
辅料：香菇 30 克，盐适量。

✢ 制作过程

◆ 1. 大米洗净，浸泡 90 分钟；香菇用清水浸透，切粒待用。

◆ 2. 小白菜洗净，加水入锅煮至软，捞出切碎。

◆ 3. 锅中注入足量清水，加大米、香菇粒煮 40 分钟。

◆ 4. 加切碎的小白菜和盐，拌煮 10 分钟即可。

食疗分析 香菇含有维生素 B_1、维生素 B_2、叶酸、胡萝卜素、钙、磷、钾、镁等多种营养物质，有补肝肾、健脾胃、益气血、益智安神、养颜美容之功效。

饮食宜忌 胃肠疾病患者不宜多食。

菠菜

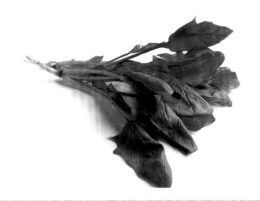

◆ **别名**：菠棱菜、赤根菜、波斯草

◆ **食用性质**：味甘，性凉

◆ **食疗成分**：植物膳食纤维

菠菜属藜科一年生或二年生蔬菜，主根粗长，呈红色，味甜，菜叶呈三角状卵形，浓绿色，基部叶和茎小部叶较柄长而肉质。菠菜原产波斯，唐期传入我国，现各地均有栽培，是一种常年供应市场的绿叶蔬菜。

营养功效

菠菜含有大量的植物膳食纤维，具有促进肠道蠕动的作用，利于排便，且能促进胰腺分泌，帮助消化。对于痔疮、慢性胰腺炎、便秘、肛裂等病症有治疗作用。植物膳食纤维还可降低人体对胆固醇的吸收，对冠心病的防治有一定作用。

菠菜中所含的胡萝卜素，在人体内转变成维生素A，能维护正常视力和上皮细胞的健康，增加预防传染病的能力，促进儿童生长发育。

菠菜中含有丰富的胡萝卜素、维生素C、钙、磷及一定量的铁、维生素E等有益成分，能供给人体多种营养物质；其所含铁质，对缺铁性贫血有较好的辅助治疗作用。

菠菜中所含微量元素，能促进人体新陈代谢，增进身体健康。大量食用菠菜，可降低中风的危险。

菠菜提取物具有促进培养细胞增殖的作用，既抗衰老又能增强青春活力。我国民间以菠菜捣烂取汁，每周洗脸数次，连续使用一段时间，可清洁皮肤毛孔，减少皱纹及色素斑，保持皮肤光洁。

饮食宜忌

菠菜烹熟后软滑易消化，特别适合老、幼、病、弱者食用。糖尿病患者（尤其II型糖尿病患者）经常吃些菠菜有利于血糖保持稳定。

肾炎患者、肾结石患者不适宜食用菠菜，脾虚便溏者亦不宜多食。

购存技巧

选购菠菜时，色泽浓绿，根为红色，不着水，茎叶不老，无抽薹开花，不带黄烂叶者为佳。

保存菠菜，可先将叶子略微沾一点水，然后装进保鲜袋，放入冰箱冷藏室中竖直摆放。

食用方法

菠菜可以炒、拌、烧、做汤和当配料用，如"姜汁菠菜"、"芝麻菠菜"、"海米菠菜"等。

菠菜含有草酸，圆叶品种含量尤多，食后影响人体对钙的吸收，因此，食用此种菠菜时宜先汆水再烹调，以减少草酸含量。

主料：菠菜 250 克，水发腐竹 150 克。

辅料：花椒油、味精、盐、姜末各适量。

腐竹拌菠菜

食疗菜例

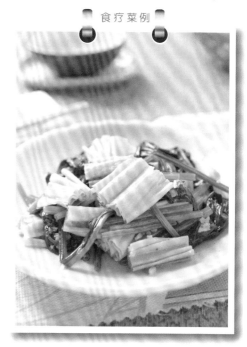

❉ 制作过程

◆ 1. 将泡发的腐竹挤干水分，切成段，加花椒油、盐、味精，拌匀码在盘中。

◆ 2. 菠菜择洗干净，放入沸水中稍烫去生，捞出用凉开水过凉，挤干水分，切成段，放入盘中。

◆ 3. 在菠菜中加入花椒油、盐、味精拌匀，再与腐竹拌匀，最后撒上姜末即可。

食疗分析 腐竹含有的卵磷脂可除掉附在血管壁上的胆固醇，防止血管硬化，预防心血管疾病，保护心脏。

饮食宜忌 菠菜草酸含量较高，一次食用不宜过多。

菠菜蒸饺

食疗菜例

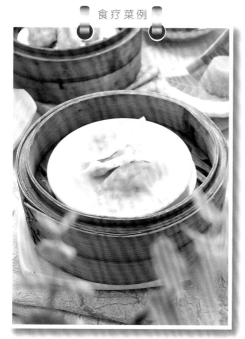

主料：猪瘦肉、菠菜各 500 克，香菇 50 克。

辅料：中筋面粉、盐、味精、糖、水淀粉、香油、姜汁各适量。

❉ 制作过程

◆ 1. 香菇温水泡发，切粒；菠菜洗净，沥干，切碎粒。

◆ 2. 猪瘦肉剁碎，加盐打至起胶，加入香菇粒、菠菜粒、盐、味精、糖、水淀粉、香油、姜汁拌匀，入冰箱冻半小时待作馅用。

◆ 3. 用中筋面粉和水揉成表面光滑的面团，将面团切成小团，擀成数张小圆薄片，包入馅。

◆ 4. 入沸水锅中，隔水蒸 10 分钟即可。

食疗分析 菠菜具有补血、利五脏、通肠胃、调中气、活血脉、止渴润肠、敛阴润燥、滋阴平肝、助消化的功效，香菇可化痰理气、益胃和中。

饮食宜忌 菠菜不宜与豆腐同食。

南瓜

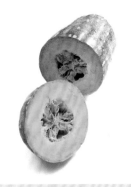

◆ **别名**：麦瓜、番瓜、金瓜

◆ **食用性质**：味甘，性温

◆ **食疗成分**：果胶

南瓜属于葫芦科一年生蔓生草本植物的一种，其野生祖先原产于墨西哥、危地马拉一带，很早就传入我国，广泛栽种、食用，因而有"中国南瓜"之说。南瓜的果肉和种子均可食用，花也可以食用，而且还有一定的食疗价值，是非常受欢迎的营养食材。

营养功效

南瓜内含有维生素和果胶，果胶有很好的吸附性，能黏结和消除体内细菌毒素和其他有害物质，如重金属中的铅、汞和放射性元素，可起到一定的解毒作用。果胶在肠道内可形成一种胶状物质，能延缓对脂质的吸收。果胶可与体内过剩的胆固醇结合在一起，从而降低血液胆固醇含量，防止动脉硬化。

南瓜含有丰富的钴，钴能活跃人体的新陈代谢，促进造血功能，并参与人体内维生素 B_{12} 的合成，是人体胰岛细胞所必需的微量元素，对防治糖尿病、降低血糖有特殊的疗效。

南瓜中含有丰富的锌，参与人体内核酸、蛋白质的合成，是肾上腺皮质激素的固有成分，为人体生长发育的重要物质。

饮食宜忌

南瓜尤其适宜肥胖者、糖尿病患者和中老年人食用。

南瓜性温，胃热炽盛者、气滞中满者、湿热气滞者少吃，患有脚气、黄疸、气滞湿阻病者亦应忌食。

购存技巧

选购时，同样大小体积的南瓜，要挑选重量较为重实的。购买已经切开的南瓜，则选择果肉厚、新鲜水嫩不干燥的。

一般南瓜放在阴凉处，可保存一个月左右。

食用方法

南瓜可蒸、煮食，或煎汤服，熟食可补益、利水，生用可驱蛔、解毒。

糖尿病患者可把南瓜制成南瓜粉，以便长期少量食用。

用南瓜适量，洗净切片，盐腌 6 小时后，以食醋凉拌佐餐，可减淡面部色素沉着，防治青春痘。

主料：南瓜 50 克，大米 100 克。
辅料：红枣、鲜百合各适量。

南瓜百合红枣粥

食疗菜例

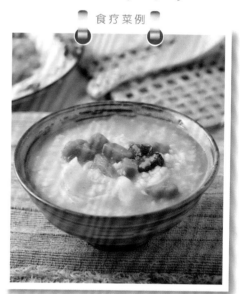

❈ 制作过程

◆ 1. 红枣用温水浸泡 1 小时；百合瓣成瓣状；南瓜去皮去瓤，切成小粒。

◆ 2. 将红枣、百合、南瓜和洗好的大米放入锅内，加适量的水用大火煮沸。

◆ 3. 煮沸后转小火慢熬，约 1 小时后关火，再焖上 10 分钟即可。

食疗分析 百合具有养心安神、润肺止咳的功效，对病后虚弱者非常有益。南瓜能帮助肝、肾功能的恢复，增强肝、肾细胞的再生能力。

饮食宜忌 肥胖及神经衰弱者宜食。

伍元蒸南瓜

食疗菜例

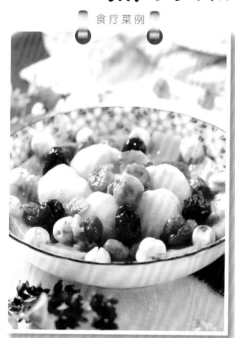

主料：南瓜 200 克。
辅料：枸杞子、莲子、桂圆肉、红枣、荔枝肉各 10 克，盐、糖各适量。

❈ 制作过程

◆ 1. 南瓜去皮，去籽，切块，放入碗内。

◆ 2. 把枸杞子、莲子、桂圆肉、红枣、荔枝肉洗净，放到南瓜肉上，撒上盐、糖。

◆ 3. 蒸锅煮水至沸腾，放入枸杞子、莲子、桂圆肉、红枣、荔枝肉及南瓜，用中火蒸 15 分钟即可。

食疗分析 桂圆肉含有多种营养物质，有补血安神、健脑益智、补养心脾的功效，对病后需要调养及体质虚弱者有辅助疗效。

饮食宜忌 有上火发炎症状时不宜食用。

黄瓜

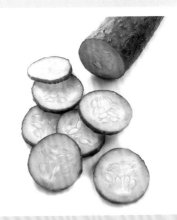

◆ **别名**：胡瓜、王瓜、刺瓜、青瓜

◆ **食用性质**：味甘，性凉

◆ **食疗成分**：丙醇二酸、纤维素

黄瓜为葫芦科植物黄瓜属黄瓜的果实，一年生蔓生或攀援草本。黄瓜是由西汉时期张骞出使西域带回中原的，称为胡瓜，五胡十六国时后赵皇帝石勒忌讳"胡"字，汉臣襄国郡守樊坦将其改为"黄瓜"。黄瓜现广泛分布于中国各地，并且为主要的温室产品之一。

营养功效

黄瓜中所含的丙醇二酸，可抑制糖类物质转变为脂肪。此外，黄瓜中的纤维素能促进人体肠道内腐败物质的排除，以及降低胆固醇有一定作用，能强身健体。因此，常吃黄瓜对减肥和预防冠心病有很大的好处。

黄瓜中含有丰富的维生素E，可起到延年益寿、抗衰老的作用；黄瓜中的黄瓜酶，有很强的生物活性，能有效地促进机体的新陈代谢。用黄瓜捣汁涂擦皮肤，有润肤、舒展皱纹的功效。

黄瓜中所含的丙氨酸、精氨酸和谷胺酰胺对肝脏病人，特别是对酒精肝硬化患者有一定辅助治疗作用，可防酒精中毒。

黄瓜中所含的葡萄糖甙、果糖等不参与通常的糖代谢，故糖尿病患者以黄瓜代替淀粉类食物充饥，血糖非但不会升高，甚至会降低。

饮食宜忌

适宜热病、肥胖、高血压、高血脂、水肿、癌症、嗜酒者多食，并且是糖尿病患者首选的食品之一。

脾胃虚弱、腹痛腹泻、肺寒咳嗽者都应少吃，因黄瓜性凉，胃寒患者食之易致腹痛泄泻。

购存技巧

挑选时应选择新鲜水嫩、有弹力、深绿色、表面有光泽、带花、整体粗细一致的。那种尾粗尾细、中央弯曲的变形小黄瓜，则属于营养不良的，口感不佳。

保存黄瓜，将它表面的水分擦干，再放入保鲜袋中，封好袋后冷藏即可。

食用方法

熟吃黄瓜最好的方法是直接将黄瓜煮食，虽然在口味上略逊于炒制的，但营养价值可以得到很好的保留，而且能缓解夏季浮肿现象。

主料：黄瓜 200 克，水发海蜇 200 克。

辅料：红辣椒、姜、盐、味精、醋、香油各适量。

黄瓜姜丝拌海蜇

食疗菜例

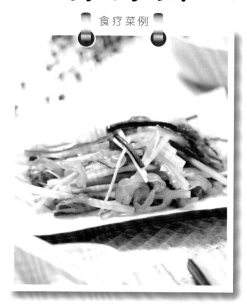

✢ 制作过程

◆ 1. 将黄瓜、姜、红辣椒分别洗净，切成细丝。

◆ 2. 水发海蜇切成细丝后入清水中浸泡，然后放入热水锅中氽一下，捞出沥干，放入碗中。

◆ 3. 加黄瓜丝、姜丝、红辣椒丝，再加盐、味精、醋、香油，拌匀即可。

食疗分析 海蜇含有人体需要的多种营养成分，尤其含有人们饮食中所需要的碘，是一种重要的营养食品，还含有类似于乙酰胆碱的物质，能扩张血管，降低血压。

饮食宜忌 脾胃虚寒者慎食。

黄瓜卷

食疗菜例

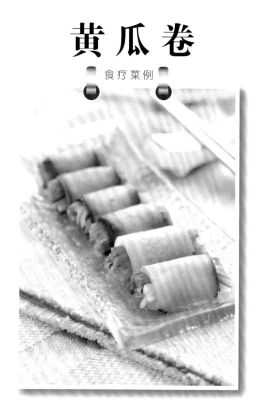

主料：黄瓜 250 克，胡萝卜、莴笋各 100 克。

辅料：香菇 50 克，盐、味精、香油各适量。

✢ 制作过程

◆ 1. 将黄瓜洗净，切段，再片成薄片，加盐拌匀，腌 20 分钟，加香油拌匀。

◆ 2. 将胡萝卜、香菇、莴笋均切成细丝，胡萝卜丝、香菇丝用开水氽烫，莴笋用盐腌渍。

◆ 3. 将黄瓜片、莴笋丝分别挤去水分，胡萝卜丝、香菇丝、莴笋丝加盐、味精、香油拌匀。

◆ 4. 取一片黄瓜片，摊开，放上胡萝卜丝、香菇丝、莴笋丝，卷起，并用刀修整不齐的部分，整齐码入盘中即可。

食疗分析 莴笋的乳状浆液，可增强胃液、消化腺的分泌和胆汁的分泌，对消化功能减弱、消化道中酸性降低和便秘的病人尤其有利。

饮食宜忌 视力弱者不宜多食莴笋。

竹笋

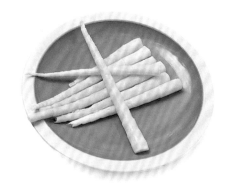

◆ 别名：笋、毛笋、竹芽、竹萌

◆ 食用性质：味甘，性微寒

◆ 食疗成分：植物纤维

竹笋为禾本科植物毛竹等多种竹的幼苗，主要生长于湖南、湖北、江西、浙江等省。竹笋，呈圆筒状宝塔形，上尖下圆，中间有节，竹笋外壳的脉线和壳毛为黄色，笋肉色为白色或淡黄色，质细嫩，味清鲜。

营养功效

竹笋具有低糖、低脂的特点，富含植物纤维，可降低体内多余脂肪，消痰化淤滞，对高血压、高血脂、高血糖、冠心病等有一定的防治作用，且对消化道癌肿及乳腺癌也有一定的预防作用。

竹笋含有一种白色的含氮物质，构成了竹笋独有的清香，具有开胃、促进消化、增强食欲的作用，可用于治疗消化不良、脘痞纳呆等病症。

竹笋甘寒通利，其所含有的植物纤维可以增加肠道水分的贮留量，促进胃肠蠕动，降低肠内压力，可用于治疗便秘，对预防肠癌有一定作用。

竹笋中植物蛋白、维生素及微量元素的含量均很高，有助于增强机体的免疫功能，提高防病抗病能力。

饮食宜忌

肥胖和习惯性便秘者尤为适合食用。

胃溃疡、胃出血、肾炎、肝硬化、肠炎、尿路结石、低钙、骨质疏松、佝偻等病人不宜多吃。

购存技巧

选购竹笋的时候，要看竹笋的根部，根部的"痣"要红，"痣"红表示笋鲜嫩。竹笋的外壳色泽鲜黄或淡黄略带粉红、笋壳完整且饱满光洁的质量较好。最后看手感饱满的，肉色洁白如玉的为佳。

买回竹笋后在切面上先涂抹一些盐，再放入冰箱中冷藏。可以保存更久一些。

食用方法

竹笋适用于炒、烧、拌、焓，也可做配料或馅。

竹笋一年四季皆有，但唯有春笋、冬笋味道最佳。烹调时无论是凉拌、煎炒还是熬汤，均鲜嫩清香，是人们喜欢的佳肴之一。食用前应先用开水氽过，以去除笋中的草酸。

靠近笋尖部的地方宜顺切，下部宜横切，这样烹制时不但易熟烂，而且更易入味。

主料：淡菜 200 克，嫩竹笋 200 克，胡萝卜 50 克。

辅料：食用油、料酒、盐、糖、鸡汤各适量。

淡菜炒笋尖

食疗菜例

❋ 制作过程

◆ 1. 将竹笋洗净切段；淡菜汆水；胡萝卜洗净去皮，切丝。

◆ 2. 把淡菜装入碗内，碗内加开水与淡菜平，上笼蒸透后，取出淡菜，剪除老块和中心的毛茸，再洗一次。

◆ 3. 锅内入食用油烧热，把竹笋、淡菜、胡萝卜丝分别倒入，加糖、料酒、盐、鸡汤，边煮边炒，直至汤收干，起锅装盘即可。

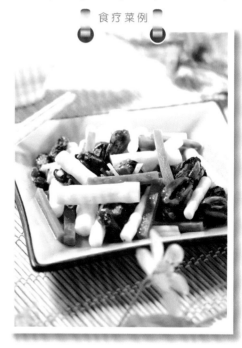

食疗分析 淡菜具有补肝肾、益精血、助肾阳、消瘿瘤、调经、降血压之功效，竹笋可滋阴凉血、和中润肠、清热化痰。

饮食宜忌 此菜不宜与黑木耳同食，否则易引起胸闷。

肉末竹笋

食疗菜例

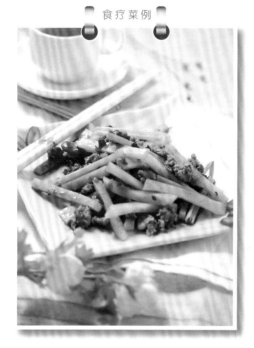

主料：竹笋 300 克，猪瘦肉 75 克。

辅料：芹菜 30 克，豆瓣酱、干辣椒、味精、食用油、香糟汁、香油、酱油、盐各适量。

❋ 制作过程

◆ 1. 将竹笋去皮，洗净，斜切成长条；猪瘦肉剁成肉末；干辣椒剁碎；芹菜切段。

◆ 2. 将笋条入沸水中汆透，取出，冷水过凉，再沥干待用。

◆ 3. 将炒锅置火上，放食用油烧至六成热时，入猪肉末煸炒至熟，加酱油炒匀，出锅待用。

◆ 4. 净锅复置火上，放食用油烧热，放干辣椒、豆瓣酱和芹菜段炒出香辣味，加酱油、香糟汁、盐和味精炒匀，加入炒好的肉末和笋条，快速翻炒均匀，淋香油即可。

食疗分析 芹菜是辅助治疗高血压病及其并发症的首选之品，对于血管硬化、神经衰弱患者亦有辅助治疗作用。

饮食宜忌 血压偏低者慎食芹菜。

马齿苋

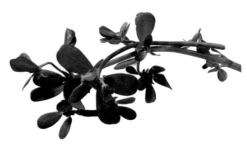

◆ **别名**：马齿草、马苋、五行草、耐旱菜

◆ **食用性质**：味酸，性寒

◆ **食疗成分**：Ω-3 脂肪酸

马齿苋为马齿苋科植物马齿苋的全草，它叶青、梗赤、花黄、根白、子黑，故又称"五行草"，是古籍上早有记载的对人类有贡献的野菜，药理实验证实，马齿苋对痢疾杆菌、大肠杆菌、金黄色葡萄球菌等多种细菌都有强力抑制作用，有"天然抗生素"的美称。

营养功效

马齿苋含丰富的 Ω-3 脂肪酸，对降低心血管病的发生有很好的作用。

马齿苋还是罕见的天然高钾食物，由于细胞内缺钾会导致细胞含水量减少，而细胞内水分下降与细胞衰老呈正相关，进食马齿苋可保持血钾和细胞内的钾处于正常水平。

马齿苋具有解毒、消炎、利尿、消肿的功效，对糖尿病患者有一定辅助治疗作用。

马齿苋汁对平滑肌有显著的作用，用它制成的饮料有明目作用。

饮食宜忌

一般人都可食用，但脾胃虚寒、肠滑腹泻、便溏者及孕妇禁服。

购存技巧

选购马齿苋的时候闻其气味，应选味微酸的。从外观上以株小、质嫩、叶多、青绿色者为佳。

马齿苋可放在通风阴凉处或装入冰箱内冷藏保存。

食用方法

取马齿苋两人把，加适量梗米共煮粥，不放盐、醋，空腹淡食，可辅助治疗血痢。

凡血热崩漏者，可将马齿苋与茜草、蒲黄等配伍，若尿血、便血、痔血等，则可单味内服。

主料：马齿苋 300 克。

辅料：盐、酱油、醋、辣椒油、辣椒、糖、香油、味精各适量。

拌马齿苋

食疗菜例

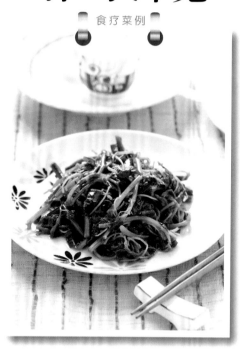

❉ 制作过程

◆ 1. 将马齿苋择洗干净，切成段，放入沸水锅内汆至断生捞出，过凉。

◆ 2. 取一个碗，放入盐、酱油、醋、辣椒油、辣椒、糖、香油、味精等调拌均匀。

◆ 3. 将过凉的马齿苋捞出，沥干，放入容器中加兑好的调味汁，搅拌均匀即可。

食疗分析 马齿苋含有大量去甲基肾上腺素和多量钾盐，还含有二羟乙胺、苹果酸、箭荡糖、维生素 B_1、维生素 B_2 等营养成分，具有清热祛湿、散血消肿、利尿通淋的功效。

饮食宜忌 孕妇不宜食用。

马齿苋薏米汤

食疗菜例

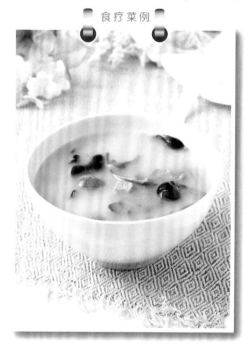

主料：马齿苋 30 克，薏米 30 克，猪瘦肉 450 克。

辅料：黑木耳 15 克，蜜枣 20 克，姜、葱、盐各适量。

❉ 制作过程

◆ 1. 将马齿苋择洗干净；薏米洗净；黑木耳浸泡，洗净；蜜枣洗净；猪瘦肉洗净切块。

◆ 2. 锅内烧水，水开后，放入猪瘦肉煮 5 分钟，捞出洗净，然后放入瓦煲中。

◆ 3. 将马齿苋、薏米、黑木耳、蜜枣、姜、葱放入瓦煲，加入适量清水，先用大火煲至沸腾后，改用小火煲 2 小时，加盐调味即可。

食疗分析 马齿苋清热解毒，凉血止痢；薏米清热利湿，消肿排脓；黑木耳活血去淤，止血通便；猪瘦肉滋阴润燥，增加营养。

饮食宜忌 此汤清肠凉血、解毒排毒，适合肠燥便秘者饮用。

黄豆芽

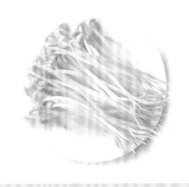

◆ **别名**：大豆芽、清水豆芽

◆ **食用性质**：味甘，性凉

◆ **食疗成分**：维生素 E

黄豆芽是黄豆经加工处理发出的嫩芽。黄豆在发芽过程中有更多的营养元素被释放出来，更有利于人体吸收，营养更胜黄豆一筹。明代人陈嶷曾有过赞美黄豆芽的诗句："有彼物兮，冰肌玉质，子不入污泥，根不资于扶植。"

营养功效

黄豆芽中所富含的维生素 E 具有中和对人体有害的胆固醇的作用，从而减少动脉粥样硬化的发生，所以经常食用黄豆芽来补充维生素 E，有助于保护动脉血管，预防冠心病等心血管疾病。

春天是维生素 B_2 缺乏症的多发季节，春天多吃些黄豆芽可以有效地防治维生素 B_2 缺乏症。

黄豆芽含维生素 C，是美容食品，常吃黄豆芽能营养毛发，使头发保持乌黑光亮，对面部雀斑有较好的淡化效果。

吃黄豆芽对青少年生长发育、预防贫血等大有好处。常吃黄豆芽有健脑、抗疲劳、抗癌作用。

饮食宜忌

青少年可多食，孕妇多食黄豆芽对缓解妊娠性高血压和产后便秘有一定效果。

虚寒尿多者慎食。

购存技巧

选购黄豆芽时，可以采用"一看二闻"的方法，看看黄豆芽的颜色是否特别雪白，闻闻有没有一些刺鼻的气味，特别雪白和有刺激味道的豆芽建议不要购买。购买时最好选择顶芽大、茎长、有须根的豆芽比较安全。

黄豆芽质地娇嫩，含水量大，一般保存起来有两种方法，一种是用水浸泡保存，另一种是放入冰箱冷藏。但长时间用水浸泡容易导致营养物质的流失。

食用方法

烹调黄豆芽切不可加碱，要加少量食醋，这样才能保持维生素 B 不致流失。烹调过程要迅速，或用油急速快炒，或用沸水略氽后立刻取出调味食用。

加热黄豆芽时一定要注意掌握好时间，八成熟即可。没熟透的豆芽往往带点涩味，加少量醋即能去除涩味，能保持豆芽爽脆鲜嫩。

黄豆芽配豆腐炖排骨汤，对脾胃火气大、消化不良者很适宜。

主料：黄豆芽 250 克，豆腐 300 克。
辅料：清汤 200 毫升，食用油、盐、胡椒粉、味精、姜、葱、香油各适量。

黄豆芽炖豆腐

食疗菜例

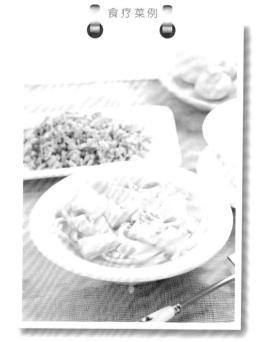

❋ 制作过程

◆ 1. 将黄豆芽摘去须、根，洗净，姜切片，葱切花。
◆ 2. 将豆腐切块，入沸水锅内汆水后捞出。
◆ 3. 锅中倒入食用油烧热，加入清汤以大火烧沸，下黄豆芽、豆腐、盐、味精、姜片转小火烧透入味，调入葱花、胡椒粉、香油即可。

食疗分析 豆腐内含植物雌激素，能保护血管内皮细胞不被氧化破坏，常食可减轻血管系统的破坏，预防骨质疏松、乳腺癌和前列腺癌的发生。

饮食宜忌 痛风病人及血尿酸浓度增高的患者慎食。

干丝黄豆芽汤

食疗菜例

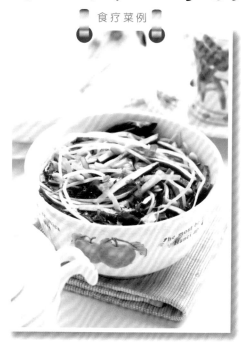

主料：香干 200 克，榨菜、黄豆芽各 150 克。
辅料：冬笋 50 克，水发黑木耳 50 克，葱、盐、鸡精、香油各适量。

❋ 制作过程

◆ 1. 将香干过水，切成细丝。
◆ 2. 黄豆芽摘去须、根，洗净，冬笋、黑木耳洗净切成细丝，葱切花。
◆ 3. 锅中放黄豆芽、香干、黑木耳丝、冬笋丝、榨菜、鸡精煮 15 分钟，放盐，撒上葱花，淋入香油即可。

食疗分析 榨菜的主要成分是蛋白质、胡萝卜素、膳食纤维、矿物质等，具有健脾开胃、补气添精、增食助神之功效。

饮食宜忌 香干钠的含量较高，肾脏病患者慎食。

黑木耳

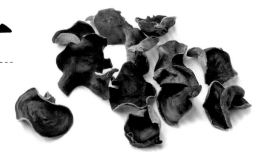

◆ **别名：** 云耳、黑木耳

◆ **食用性质：** 味甘，性平

◆ **食疗成分：** 维生素K

黑木耳是黑木耳科真菌黑木耳，在我国分布较广，其中湖北、湖南、四川、贵州为主要产区。新鲜的黑木耳质地柔软，味道鲜美，营养丰富，可素可荤，不但为菜肴大添风采，而且能养血驻颜，祛病延年。

营养功效

黑木耳含有维生素K，能减少血液凝块，预防血栓症的发生，有防治动脉粥样硬化和冠心病的作用。

黑木耳所含的植物碱，具有促进消化道与泌尿道各种腺体分泌的特性，并可协同这些分泌物催化肾结石，滑润管道，使结石排出。

黑木耳中铁的含量极为丰富，故常吃黑木耳能养血驻颜，令人肌肤红润，容光焕发，并可防治缺铁性贫血。

黑木耳中的胶质可把残留在人体消化系统内的灰尘、杂质吸附集中起来排出体外，从而起到清胃涤肠的作用。

黑木耳还有帮助消化纤维类物质功能，对无意中吃下的难以消化的头发、谷壳、木渣、沙子、金属屑等异物有溶解与烊化作用，因此，它是矿山、化工和纺织工人不可缺少的保健食品。

饮食宜忌

一般人群均可食用，尤其适合心脑血管疾病、肾结石症患者食用，缺铁者、矿工、冶金工人、纺织工、理发师亦应多食。

有出血性疾病者、腹泻者应不食或少食，孕妇亦不宜多吃。

购存技巧

优质的黑木耳乌黑光滑，背面呈灰白色，片大均匀，黑木耳瓣舒展，体轻干燥，半透明，胀性好，无杂质，有清香气味。

保存干黑木耳要注意防潮，最好用塑料袋装好严封，常温下也可以冷藏保存。

食用方法

黑木耳以做辅料为主，食用方法很多，荤素皆宜，炒菜、烩菜、做汤等辅以黑木耳，味道异常鲜美。

泡发干黑木耳应用温水或用烧开米汤泡发，使黑木耳肥大松软，味道鲜美。

清洗黑木耳，可把黑木耳放在温水中，然后再放入盐，浸泡30分钟后可以让黑木耳快速变软。如在温水中加入两勺淀粉，之后再进行搅拌，可以去除黑木耳中细小的杂质和残留的沙粒。

主料：鳜鱼300克。

辅料：黑木耳、枸杞子、姜、葱、食用油、盐、味精、生抽、料酒各适量。

黑木耳蒸鳜鱼

食疗菜例

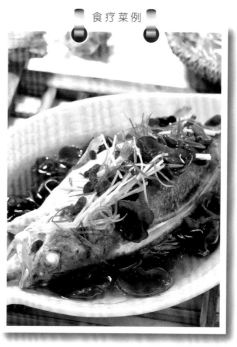

❋ 制作过程

◆ 1. 将鳜鱼宰杀、洗净，从脊部两边各划一刀。

◆ 2. 将姜切丝，葱切丝。

◆ 3. 将鳜鱼摆入鱼碟内，撒上盐、味精、料酒、黑木耳、枸杞子，入蒸笼蒸8分钟至熟。

◆ 4. 把姜丝、葱丝撒入蒸好的鳜鱼上，另烧锅下食用油，待油热时淋在鳜鱼上，浇上生抽即可。

食疗分析 鳜鱼含有蛋白质、脂肪、少量维生素、钙、钾、镁、硒等营养元素，肉质细嫩，极易消化，具有补气血、益脾胃的滋补功效。

饮食宜忌 适宜老人、儿童、妇女、脾胃虚弱者食用。

黑木耳红枣饮

食疗菜例

主料：黑木耳30克，红枣50克。

辅料：糖适量。

❋ 制作过程

◆ 1. 将黑木耳用温水泡发，择去蒂，红枣洗净去核。

◆ 2. 锅中倒入适量清水，放入黑木耳、红枣、糖煮至沸。

◆ 3. 去渣留汁即可。

食疗分析 黑木耳中含有非常丰富的维生素D、维生素K、叶酸及钙、磷、钾、镁等多种营养物质，可滋肾养胃、补血，女性常食能美颜润肤。红枣中富含钙和铁，它们对防治骨质疏松、产后贫血有重要作用。

饮食宜忌 中老年人、青少年、女性尤宜饮用。

平 菇

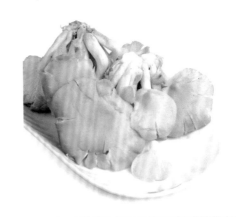

◆**别名**：侧耳、耳菇、蚝菌、薄菇

◆**食用性质**：味甘，性温

◆**食疗成分**：维生素 E、膳食纤维

平菇属伞菌目，侧耳科，是日常食用菌类中最普通的一种，肉质嫩滑可口，有类似牡蛎的香味。平菇无论素炒食还是制成荤菜食，都十分鲜嫩诱人，加之价钱便宜，是百姓餐桌上的佳品。

营养功效

平菇含有较为丰富的维生素 E 和膳食纤维，可有效降低人体对有害胆固醇的吸收，对保护心血管和防治冠心病有一定的作用。

平菇含有多种维生素及矿物质，可以改善人体新陈代谢、增强体质、调节植物神经功能等作用，故可作为体弱病人的营养品，对肝炎、慢性胃炎、胃和十二指肠溃疡、软骨病、高血压等都有疗效。

平菇含有抗肿瘤细胞的硒、多糖体等物质，对肿瘤细胞有很强的抑制作用，且具有免疫特性。

饮食宜忌

一般人均可食用，体弱者、更年期妇女及肝炎、消化系统疾病、软骨病、心血管疾病、尿道结石症、癌症等患者尤其适宜食用。

购存技巧

选购平菇的时候，应选择菇行整齐不坏、颜色正常，质地脆嫩而肥厚，气味纯正清香，无杂味、无病虫害、八成熟的鲜平菇。八成熟的菇菌伞不是翻张开，而是菇菌伞的边缘向内卷曲。

储存平菇，可将平菇放入塑料袋中，放于干燥处保存。

食用方法

平菇的食用以鲜品为主，罐头和干制品很少食用。

平菇可以炒、烩、烧。平菇口感好、营养高、不抢味、但鲜品出水较多，易被炒老，须掌握好火候。

平菇与豆腐搭配食用，有助于蛋白质的吸收。

主料：平菇 250 克，鲫鱼 500 克。

辅料：牛奶 100 克，菠菜 50 克，料酒、盐、香油、食用油、葱、姜、鲜汤、味精各适量。

平菇鲫鱼

食疗菜例

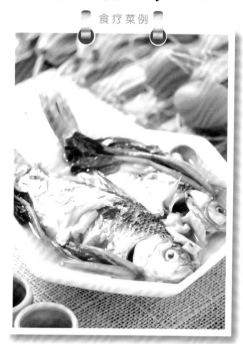

❈ 制作过程

◆ 1. 将鲫鱼洗净，刮去鱼鳞，除去鱼鳃、内脏，洗净。

◆ 2. 将平菇洗净，撕成小片；姜、葱分别切末；菠菜洗净氽烫至熟。

◆ 3. 将锅置火上，放食用油烧热，放入葱末、姜末煸香，加入鲜汤、牛奶、鲫鱼、平菇、盐、料酒，烧沸后改为小火炖至鲫鱼熟透入味，加入味精调味，淋入香油，放入菠菜于鱼两侧即可。

食疗分析 牛奶中的乳清对黑色素有消除作用，可防治多种色素沉着引起的斑痕，还能暂时提供水分，可保证皮肤的光滑润泽。

饮食宜忌 感冒发热期间不宜多吃。

平菇豆腐汤

食疗菜例

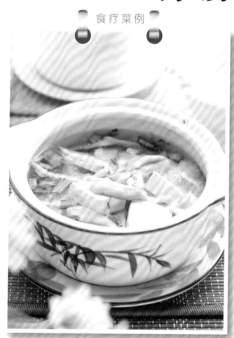

主料：平菇 150 克，豆腐 150 克，油菜心 100 克。

辅料：盐、味精、香油各适量。

❈ 制作过程

◆ 1. 将平菇去蒂、洗净，切成条备用。

◆ 2. 将豆腐洗净，切小块；油菜心洗净，切成粒。

◆ 3. 将锅置火上，锅中注入清水，煮沸后放入平菇、豆腐、油菜心，煮至断生，用盐、味精调味，淋上香油，盛入汤盆即可。

食疗分析 油菜为低脂肪蔬菜，且含有膳食纤维，能与胆酸盐和食物中的胆固醇及甘油三酯结合并排出体外，从而减少人体对脂类的吸收，故可用来降血脂。

饮食宜忌 适宜更年期女性及肝炎、消化系统疾病、软骨病、心血管疾病患者食用。

香菇

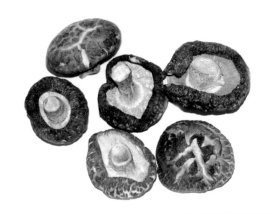

◆ **别名**：香蕈、香信、厚菇、花菇

◆ **食用性质**：味甘，性平

◆ **食疗成分**：多糖、核糖核酸

香菇为真菌植物门真菌香蕈的子实体，属担子菌纲伞菌科，是我国传统的著名食用菌。香菇味道鲜美，香气沁人，营养丰富，不但位列草菇、平菇之上，而且素有"植物皇后"之誉。

营养功效

香菇多糖可提高腹腔巨噬细胞的吞噬功能，还可促进 T 淋巴细胞的产生，并提高 T 淋巴细胞的杀菌活性。

香菇菌盖部分含有双链结构的核糖核酸，进入人体后，会产生具有防癌作用的干扰素。

香菇中有一种一般蔬菜缺乏的麦淄醇，可转化为维生素 D，促进人体对钙的吸收，并可增强人体抵抗疾病的能力。

香菇的水提取物，对体内的过氧化氢有一定的消除作用。

香菇中含有嘌呤、胆碱、酪氨酸、氧化酶以及某些核酸物质，能起到降血压、降胆固醇、降血脂的作用，又可预防动脉硬化、肝硬化等疾病；还对糖尿病、肺结核、传染性肝炎、神经炎等有辅助治疗作用，又可用于治疗消化不良、便秘等。

饮食宜忌

一般人群均可食用，尤其适宜贫血、抵抗力低下、高血脂、高血压、动脉硬化、糖尿病、癌症、肾炎患者食用。

脾胃寒湿气滞或皮肤骚痒病患者忌食；特别大的鲜香菇多为用激素催肥，慎食。

购存技巧

香菇以菇香浓、菇肉厚实、菇面平滑、色泽黄褐或黑褐、菇面稍带白霜、菇褶紧实细白、菇柄短而粗壮、干燥、不霉、不碎者为佳。购买时以粳粗短、伞肉厚实的为宜，而伞部内侧变黑或伞部乌黑潮湿的不宜食用。

香菇吸水性强，含水量高时容易氧化变质，也会发生霉变，必须干燥后才能进行贮存。

食用方法

发好的香菇要放在冰箱里冷藏才不会损失营养。泡发香菇的水不要丢弃，因为很多营养物质都溶解在水中。

把香菇泡在水里，用筷子轻轻敲打，泥沙就会掉入水中。如果香菇比较干净，则只要用清水冲净即可，还可保留香菇的鲜味。

主料: 乳鸽300克, 猪瘦肉100克。

辅料: 甘草10克, 香菇30克, 姜、盐各适量。

香菇甘草炖乳鸽

食疗菜例

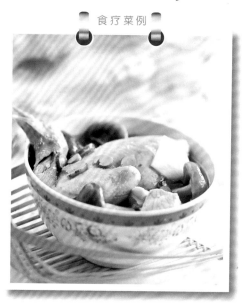

❋ 制作过程

◆ 1. 将甘草、香菇洗净, 乳鸽宰杀、洗净, 猪瘦肉洗净、切片, 姜切片。

◆ 2. 沙锅内放适量清水煮沸, 放入乳鸽、猪瘦肉, 汆去血渍, 捞出洗净。

◆ 3. 将乳鸽、香菇、猪瘦肉、甘草、姜片一起放入炖盅内, 加入适量开水, 大火煮沸后, 改用小火炖90分钟, 加盐调味即可。

食疗分析 甘草能和中缓急, 润肺解毒。甘草里含有甘草素, 它是一种类似激素的化合物, 有助于平衡女性体内的激素含量, 故常用来治疗伴随女性更年期而来的症状。

饮食宜忌 适宜中年女性食用, 但胃弱便溏、湿阻中满、呕恶及水肿胀满者忌食。

香菇烧茭白

食疗菜例

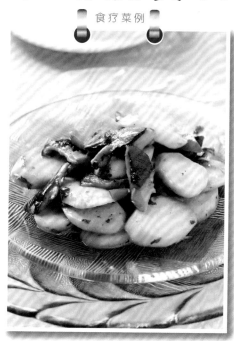

主料: 香菇50克, 茭白200克。

辅料: 葱、姜、料酒、糖、盐、食用油、青辣椒、水淀粉各适量。

❋ 制作过程

◆ 1. 将茭白洗净、切片, 香菇洗净、去蒂、切块, 青辣椒切粒。

◆ 2. 锅入食用油, 烧至五成热, 先下茭白、青辣椒滑炒后盛出。

◆ 3. 起油锅烧热, 下葱、姜炒香, 先放入香菇略炒, 再倒入滑炒后的茭白、青辣椒炒匀, 放入料酒、糖、盐烧开, 以水淀粉勾芡即可。

食疗分析 茭白甘寒、性滑而利, 既能利尿祛水, 辅助治疗四肢浮肿、小便不利等症, 又能清暑解烦而止渴, 夏季食用尤为适宜, 可清热通便, 除烦解酒, 还能解除酒毒, 治酒醉不醒。

饮食宜忌 产后乳汁缺少的妇女适宜食用茭白。

金针菇

◆ **别名**：构菌、冻菌、金菇

◆ **食用性质**：味甘，性凉

◆ **食疗成分**：植物纤维、维生素 C、维生素 E

金针菇为真菌植物门真菌冬菇的子实体，营养丰富，清香扑鼻，其菌盖小巧细腻，颜色为黄褐色或淡黄色，干部形似金针，故名金针菇，还有一种色泽白嫩的，叫银针菇。金针菇不但味道鲜美，而且营养丰富，是拌凉菜和火锅食品的原料之一。

营养功效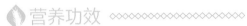

金针菇含有较为丰富的植物纤维和维生素 C、维生素 E 等，可抑制血脂升高，降低胆固醇，对防治冠心病等心脑血管疾病有一定作用。

金针菇含有人体必需氨基酸成分较全，其中赖氨酸和精氨酸含量尤其丰富，且含锌量比较高，对儿童的身高和智力发育有良好的作用，人称"增智菇"。

金针菇中还含有一种叫朴菇素的物质，有增强机体对癌细胞的抗御能力，常食金针菇还能降胆固醇，预防肝脏疾病和肠胃道溃疡，增强机体正气，防病健身。

金针菇能有效地增强机体的生物活性，促进体内新陈代谢，有利于食物中各种营养素的吸收和利用，对生长发育也大有益处。

食用金针菇具有抵抗疲劳、抗菌消炎、清除重金属盐类物质、抗肿瘤的作用。

饮食宜忌

适合老人、儿童及癌症、肝脏病、胃肠道溃疡、心脑血管疾病等患者食用。

脾胃虚寒者不宜多吃。

购存技巧

优质的金针菇颜色应该是淡黄至黄褐色，菌盖中央较边缘稍深，菌柄上浅下深，有一些色泽白嫩的，可能是污白或乳白，不管是白是黄，颜色特别均匀、鲜亮，没有原来的清香而有异味的，可能是经过熏、漂、染或用添加剂处理过，要留意其药剂会不会影响健康，药剂残留量是否达标。

保存金针菇，可用热水氽烫一下后放在冷水里泡凉，然后再冷藏，可以保持原有的风味，0℃左右约可储存 10 天。

食用方法

将新鲜金针菇的水分挤开，放入沸水锅内氽一下捞起，凉拌、炒、炝、熘、烧、炖、煮、蒸、做汤均可，亦可作为荤素菜的配料使用。

金针菇萝卜汤

食疗菜例

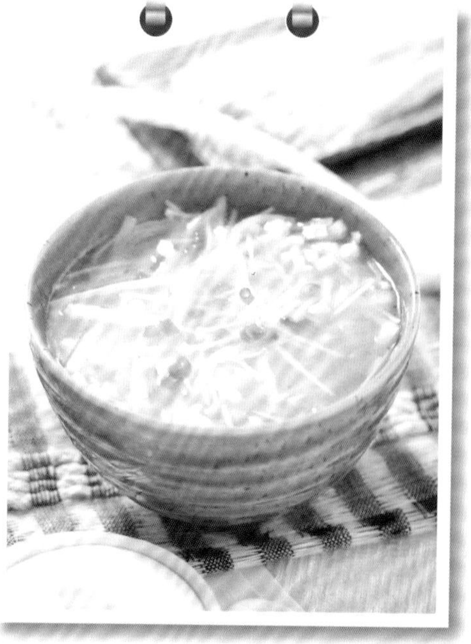

主料：金针菇150克，白萝卜300克。
辅料：葱、盐、香油、胡椒粉各适量。

制作过程

- 1. 将金针菇、白萝卜洗净，金针菇切去尾部，白萝卜切丝，葱切花。
- 2. 将白萝卜在开水中烫1分钟，再放入金针菇，稍烫后捞起。
- 3. 将金针菇、白萝卜同放入锅中加清水煮至沸，加入盐、香油、胡椒粉调味，撒上葱花即可。

食疗分析 白萝卜中的芥子油成分能促进胃肠蠕动，增加食欲，帮助消化。淀粉酶成分能分解食物中的淀粉、脂肪，使之得到充分的吸收。

饮食宜忌 白萝卜性偏寒凉而利肠，脾虚泄泻者慎食或少食。

金针菇蒸鱼块

食疗菜例

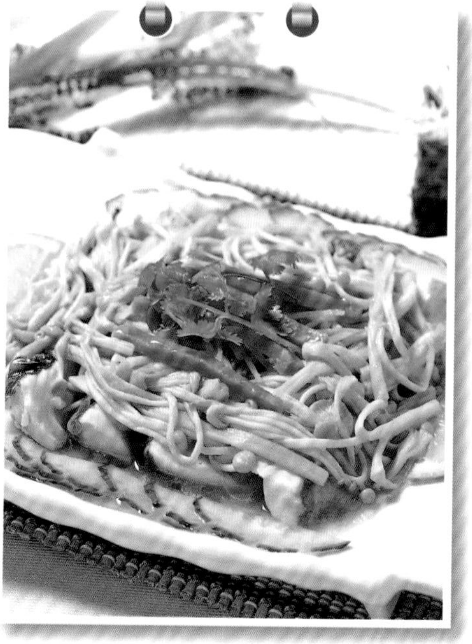

主料：金针菇100克，草鱼500克。
辅料：姜、火腿、香菜、食用油、盐、味精、胡椒粉、料酒各适量。

制作过程

- 1. 将草鱼宰好洗净，切成块状。
- 2. 将金针菇切去根部洗净，姜切丝，火腿切丝。
- 3. 将斩好的鱼块加入盐、味精、料酒拌好待用。
- 4. 把金针菇、火腿丝、姜丝摆在草鱼块上，用大火蒸8分钟拿出，撒上胡椒粉，浇上热食用油，摆上香菜叶即可。

食疗分析 金针菇有热量低、高蛋白、低脂肪、多种维生素的营养特点，具有补肝、益肠胃的功效。

饮食宜忌 适宜虚劳、风虚头痛患者食用。

主料：牛肉 400 克，金针菇 150 克，胡萝卜 100 克，粉丝 200 克。

辅料：蒜、姜、酱油、料酒、食用油、沙茶酱、盐、糖各适量。

✿ 制作过程

◆ 1. 将牛肉洗净切片，加酱油、料酒、食用油拌匀腌 10 分钟。

◆ 2. 将胡萝卜洗净去皮，切丝，粉丝剪成两半，用清水泡软，姜、蒜分别剁成蓉。

◆ 3. 将金针菇洗净，去尾部，沥干水。

◆ 4. 将锅置火上，倒入食用油烧热，入姜蓉、蒜蓉爆炒至香，加牛肉片、酱油炒至肉色稍变，加金针菇、沙茶酱、盐、糖、料酒拌炒，再加粉丝、水、胡萝卜炒匀即可。

食疗分析 金针菇是一种高钾低钠食品，经常食用金针菇，可以预防和治疗肝脏病及胃肠道溃疡，而且也适合高血压患者、肥胖者和中老年人食用。

饮食宜忌 脾胃虚寒、肾病患者应慎食。

沙茶金针菇牛肉粉

食疗菜例

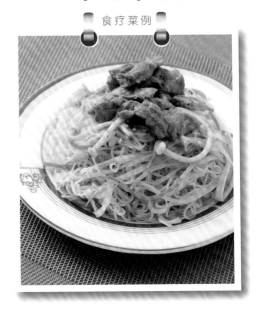

白菜豆腐金针菇汤

食疗菜例

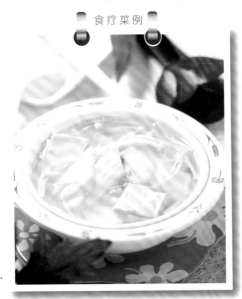

主料：白菜 120 克，金针菇、豆腐各 150 克。

辅料：鸡汤 150 毫升，葱、盐、料酒、姜汁、胡椒粉、香油、味精各适量。

✿ 制作过程

◆ 1. 将金针菇洗净，菇盖与柄切开；豆腐切小薄块；白菜洗净，切成方小块；葱切段。

◆ 2. 锅置于火上，加入鸡汤，放入豆腐、盐、料酒、姜汁、葱段，烧沸至豆腐入味。

◆ 3. 加入白菜、金针菇菇盖和柄、胡椒粉，烧沸片刻，淋香油，放味精调味即可。

食疗分析 白菜中含有大量的膳食纤维，可促进肠壁蠕动，帮助消化，防止大便干燥，促进排便，稀释肠道毒素，能辅助治疗便秘。

饮食宜忌 高血压、糖尿病、冠心病患者宜食。

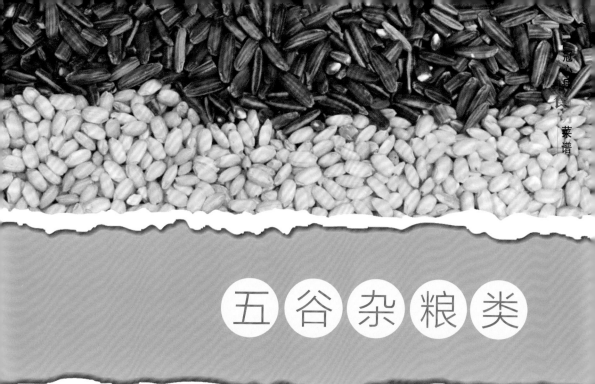

五谷杂粮类

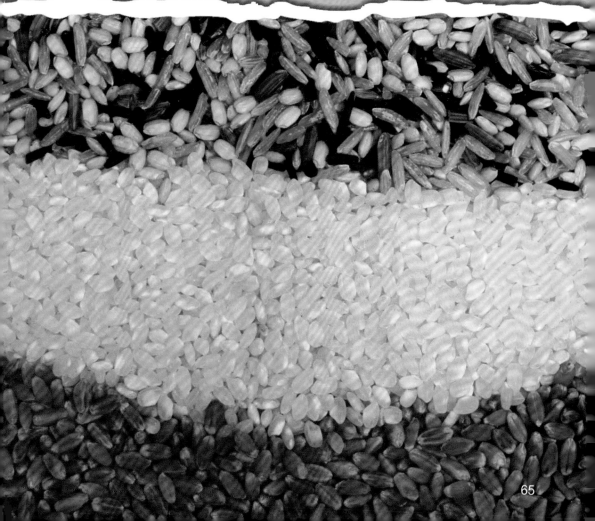

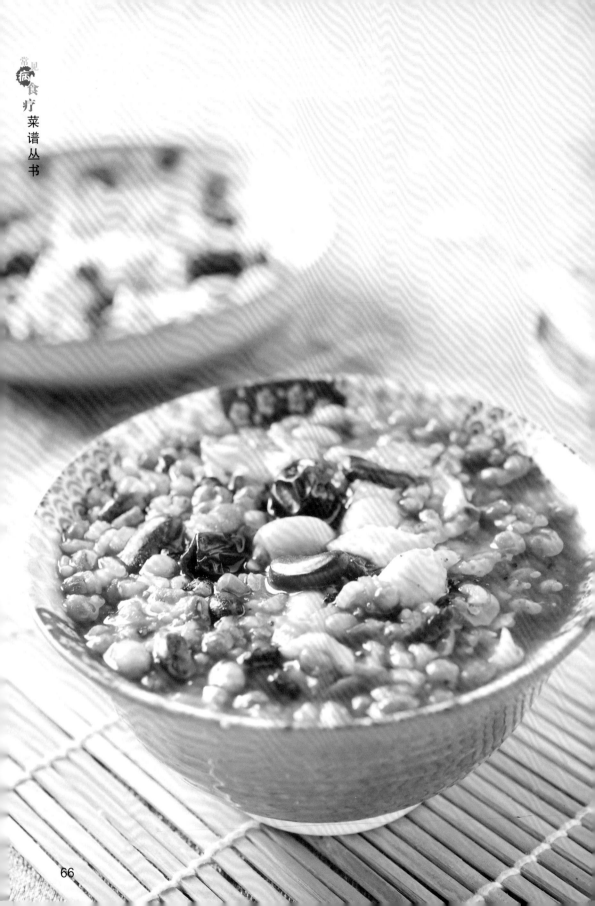

冠心病患者应多吃豆类

豆类包括黄豆、绿豆、黑豆、蚕豆等，豆类除了含有大量的植物蛋白和膳食纤维外，还含有丰富的多不饱和脂肪酸。普遍认为，胆固醇过高是引起冠心病的因素之一。在人体中，胆固醇是和脂肪酸酯化存在的，而胆固醇与血中的多不饱和脂肪酸酯化后，能形成一种比较稳定的胆固醇酯溶于血中。当饮食中长期缺少多不饱和脂肪酸时，则胆固醇就与饱和脂肪酸酯化，此种酯化使胆固醇不稳定，而且很容易积于血管壁上形成斑块。多不饱和脂肪酸，还可以促进胆固醇分解，使血中的胆固醇降低。可见，多不饱和脂肪酸对于降低血胆固醇的含量、防止动脉粥样斑块的形成均有重要意义。

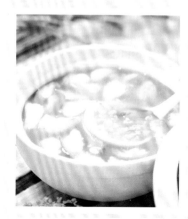

国内外不少研究证明，多种豆类有降血脂作用。1977年在意大利米兰召开的国际动脉粥样硬化会议中，有报告指出，黄豆可以显著地降低高胆固醇血症患者的血胆固醇含量。科学家们进行实验时发现，实验前血胆固醇平均含量为337.4毫克/100毫升，采用黄豆蛋白饮食3周后，即下降至269.9毫克/100毫升，可见黄豆确实具有降低血脂胆固醇的作用。另外，在我国盛产黄豆的地区，如黑龙江，由于人群膳食中黄豆及豆油较多，虽然黑龙江人们饮食中摄入的胆固醇与北京相近，但血清中的胆固醇水平却明显低于北京。

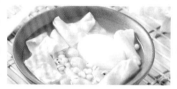

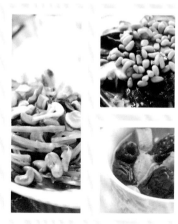

豆浆、豆腐、豆腐干等豆制品中亦含有大量有益于心脏健康的植物蛋白、膳食纤维和脂类。以豆制品来代替部分肉类，可以减少人体摄入的饱和脂肪酸，帮助减少人体内的低密度脂蛋白，防治血管硬化，保持心脏健康。

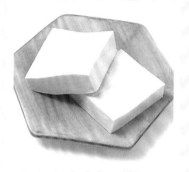

综上所述，豆类，特别是黄豆可称得上是冠心病患者的保健食品。此外，豆类还含有大量的纤维素及维生素、微量元素等。因此，中国营养学会建议，成人每人每月至少食用1千克豆类，以增加优质蛋白，降低血清胆固醇。

黄豆

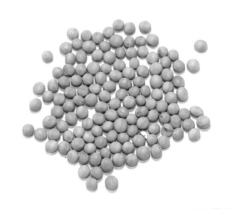

◆ **别名**：大豆、黄大豆、枝豆、菜用大豆

◆ **食用性质**：味甘，性平

◆ **食疗成分**：卵磷脂、可溶性纤维、皂甙

黄豆为豆科大豆属一年生草本植物，原产我国，至今已有 5000 年的种植史。现在全国普遍种植，在东北、华北、陕、川及长江下游地区均有出产，以长江流域及西南栽培较多，以东北黄豆质量最优。

营养功效

黄豆中的卵磷脂可除掉附在血管壁上的胆固醇，防止血管硬化，预防心血管疾病，起到保护心脏的作用。卵磷脂还具有防止肝脏内积存过多脂肪的作用，从而有效地防治因肥胖而引起的脂肪肝。

黄豆中含有的可溶性纤维，既可通便，又能降低胆固醇含量。

黄豆中含有一种抑制胰酶的物质，对糖尿病有治疗作用，所含的皂甙有明显的降血脂作用，同时，可抑制人体体重增加。

黄豆含有丰富的蛋白质，含有多种人体必需的氨基酸，可以提高人体免疫力。

大豆异黄酮是一种结构与雌激素相似，具有雌激素活性的植物性雌激素，能够减轻女性更年期综合征症状，延迟女性细胞衰老，使皮肤保持弹性，减少骨丢失，促进骨生成，降血脂等。

饮食宜忌

黄豆是更年期妇女及糖尿病、心血管病患者的理想食品，同时适合脑力工作者和减肥者。

黄豆在消化吸收过程中会产生过多的气体造成胀肚，故消化功能不良、有慢性消化道疾病者应尽量少食。患有严重肝病、肾病、痛风、消化性溃疡、低碘者应禁食，患疮痘期间不宜吃黄豆及其制品。

购存技巧

黄豆以豆粒饱满完整、颗粒大、金黄色者为佳，如果豆粒有发黑、颜色暗浊或干瘪现象时，表示为品质较差。存放过久的黄豆，不宜选购。

储存黄豆，可把辣椒干（若是整个的辣椒干可剪成丝）和黄豆混合，放在密封罐里将密封罐放在通风干燥处即可。

食用方法

将黄豆磨成粉，与米粉掺和后可制作团子及糕饼等，也可作为加工各种豆制品的原料，如豆浆、豆腐皮、腐竹、豆腐、豆干、百叶、豆芽等，既可供食用，又可以榨油。

主料：黄豆 50 克，黑米 100 克。
辅料：糖 50 克。

黑米黄豆粥
食疗菜例

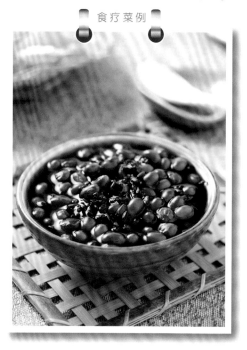

❋ 制作过程

◆ 1. 将黄豆浸泡水中至黄豆泡软（浸泡期间要换水 2～3 次），把黑米放在水中清洗一遍。

◆ 2. 放清水和黑米入锅，煮沸后改用小火熬约 20 分钟。

◆ 3. 把泡好的黄豆加入锅内，继续用小火慢慢煮至米烂粥熟时，放入糖调匀，出锅盛在碗里即可。

食疗分析 黑米含蛋白质、脂肪、碳水化合物、B 族维生素、维生素 E、钙、磷、钾、镁、铁、锌等营养元素，具有益气补血、暖胃健脾、滋补肝肾的功效。

饮食宜忌 脾胃虚弱的小儿或老年人不宜食用。

薄荷黄豆绿豆饮
食疗菜例

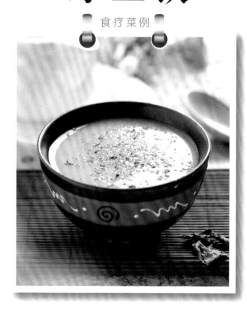

主料：黄豆 40 克，绿豆 30 克，大米 10 克。
辅料：薄荷叶、糖各适量。

❋ 制作过程

◆ 1. 将黄豆、绿豆洗净，分别浸泡 8 小时；大米、薄荷叶洗净。

◆ 2. 将泡好的黄豆、绿豆、大米和少量薄荷叶一起放入豆浆机中，加水榨汁。

◆ 3. 加入糖拌匀即可。

食疗分析 薄荷的主要成分为薄荷醇、薄荷酮、葡萄糖甙及多种游离氨基酸，有疏散风热、清利咽喉、透疹止痒、消炎镇痛的作用。

饮食宜忌 虚发热、血虚眩晕者慎服薄荷。

绿豆

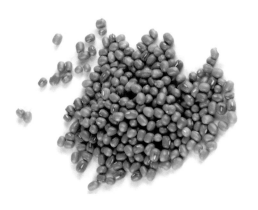

◆ **别名**：青小豆、植豆

◆ **食用性质**：味甘，性凉

◆ **食疗成分**：多糖成分

绿豆为豆科一年生草本植物，有 2000 多年的栽培史，是我国人民的传统豆类食物。它不仅有很好的食用价值，还具有非常好的药用价值，有"济世之良谷"之说。在炎炎夏日，绿豆汤更是人们喜欢的消暑饮料。

营养功效

绿豆中的多糖成分能增强血清脂蛋白酶的活性，使脂蛋白中甘油三酯水解达到降血脂的疗效，从而可以防治冠心病、心绞痛。

绿豆含丰富胰蛋白酶抑制剂，可以保护肝脏，减少蛋白分解，从而保护肾脏。

绿豆中所含蛋白质、磷脂均有兴奋神经、增进食欲的功能，可为机体许多重要脏器增加营养。

绿豆中含有一种球蛋白和多糖，能促进动物体内胆固醇在肝脏中分解成胆酸，加速胆汁中胆盐分泌并降低小肠对胆固醇的吸收。

据临床实验报道，绿豆的有效成分具有抗过敏作用，可辅助治疗荨麻疹等疾病。

绿豆对葡萄球菌以及某些病毒有抑制作用，能清热解毒。

饮食宜忌

一般人群均可食用，尤其适宜中毒者、眼病患者、高血压患者、水肿患者、红眼病患者食用。

绿豆性寒凉，素体阳虚、脾胃虚寒、泄泻者慎食。

购存技巧

挑选绿豆的时候一定要注意挑选无霉烂、无虫口、无变质的绿豆，新鲜的绿豆应是鲜绿色的，老的绿豆颜色会发黄。

将购买的绿豆洗净，放入沸水中，烫一下，捞出放在通风光线好的地方晒干，等绿豆干透，再放进罐子或瓶子里保存。

食用方法

绿豆可与大米、小米掺和起来制作干饭、稀饭等主食，也可磨成粉后制作糕点及小吃。绿豆中的淀粉还是制作粉丝、粉皮及芡粉的原料，此外，绿豆还可制成细沙做馅心。用绿豆熬制的绿豆汤，更是夏季清热解暑的饮料。

绿豆不宜煮得过烂，以免有机酸和维生素遭到破坏，降低清热解毒之功效，但未煮烂的绿豆腥味强烈，吃后易使人恶心、呕吐，因此烹制时应注意火候。

主料：蒲公英30克，绿豆80克，大米20克。
辅料：糖100克。

蒲公英绿豆糖水

食疗菜例

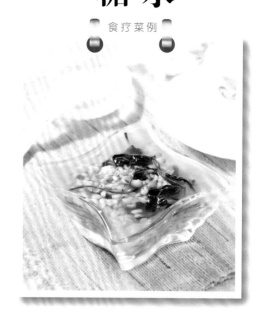

❋ 制作过程

◆ 1. 将蒲公英用温水浸泡30分钟，洗净并滤去水分；绿豆和大米洗净，去除杂质。

◆ 2. 将大米和绿豆放入锅中，加水煮30分钟，捞起豆壳。

◆ 3. 往锅中加蒲公英，用大火煮30分钟，放入糖拌匀即可。

食疗分析 蒲公英味苦、甘，性寒，具有清热解毒、散结消肿、除湿利尿的功效，对肠痈诸疮肿毒、疳腮、瘰疬、风火赤眼、咽肿喉蛾、胃脘疼痛、泄泻痢疾、黄疸、小便淋痛、噎膈瘤肿、蛇虫咬伤等有一定的辅助治疗作用。

饮食宜忌 脾胃虚寒或阳虚体质者不宜食用。

绿豆小米粥

食疗菜例

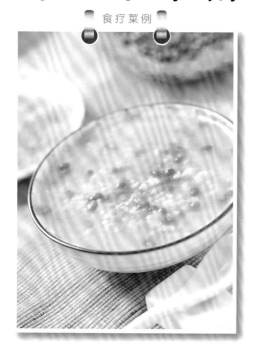

主料：绿豆100克，小米100克。
辅料：大米50克，糯米50克，糖适量。

❋ 制作过程

◆ 1. 将绿豆洗净，浸泡2小时以上；小米、大米、糯米放一起淘洗干净。

◆ 2. 把绿豆、小米、大米、糯米放入锅内，加入水、糖，大火煮至沸腾后转小火炖40分钟，间隔10分钟左右搅拌一次，以免粘锅底。

◆ 3. 关火后盖上锅盖闷10分钟左右，用勺子搅拌均匀即可。

食疗分析 小米富含维生素 B_1、维生素 B_{12} 等，具有防止消化不良及口角生疮的功效，还具有滋阴养血的功能，可以使产妇虚寒的体质得到调养，帮助她们恢复体力。

饮食宜忌 素体虚寒、小便清长者少食。

蚕豆

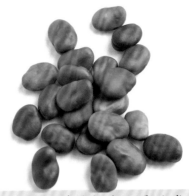

◆ **别名**：胡豆、夏豆、罗汉豆、马齿豆

◆ **食用性质**：味甘，性平

◆ **食疗成分**：膳食纤维

蚕豆为一年生或两年生的草本植物，属豆科植物类，是豆类蔬菜中重要的食用豆之一，按种皮颜色不同可分为青皮蚕豆、白皮蚕豆和红皮蚕豆等。蚕豆既可以炒菜、凉拌，又可以制成各种小食品，是一种大众食物。

营养功效

蚕豆中的蛋白质含量丰富，且不含胆固醇，可以提高食品营养价值，其含有的膳食纤维有降低胆固醇、促进胃肠蠕动的作用，可以延缓动脉硬化，预防心血管疾病。

蚕豆含有多种营养物质：其蛋白质含量在日常食用的豆类中仅次于黄豆，氨基酸种类较为齐全，特别是赖氨酸含量相当丰富。

蚕豆中含有大脑和神经组织的重要组成成分——磷脂，并含有丰富的胆碱，有增强记忆力和健脑的作用，尤其适合正在应付考试的考生及脑力工作者食用。

中医认为，蚕豆具有祛湿、利脏腑、补中益气、涩精实肠等功效，可以用于治疗多种疾病，例如水肿、慢性肾炎等疾症。

饮食宜忌

一般人都可食用，特别是老人、考试期间的学生、脑力工作者、高胆固醇患者、便秘者都可以多食用。

中焦虚寒者不宜食用，发生过蚕豆过敏者一定不要再吃。

购存技巧

选购蚕豆时，要留意蚕豆的颜色，蚕豆成熟后表面会呈现黄色，颜色太浅说明成熟度还不够。还要留意蚕豆身上是否带有异味，因为商家可能利用防腐剂保鲜。

蚕豆的存放环境应尽量保持干燥、密闭、低氧和避光、低温条件下，可以减低"褐变"速度，达到较长时间的保色目的。

食用方法

蚕豆的食用方法很多，可煮、炒、油炸，也可浸泡后剥去种皮作炒菜或汤，可蒸熟加工制成罐头食品，还可制酱油、豆瓣酱、甜酱、辣酱等。

蚕豆粉是制作粉丝、粉皮等的原料，也可加工成豆沙，制作糕点。

主料：蚕豆 100 克，茭白 400 克。

辅料：红辣椒 100 克，水淀粉、食用油、葱、盐、胡椒粉、味精、姜、排骨酱各适量。

茭白炒蚕豆

食疗菜例

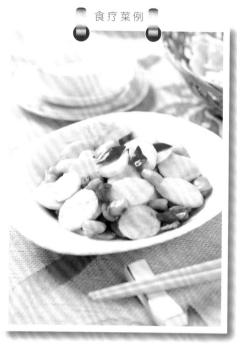

❋ 制作过程

◆ 1. 将茭白洗净，切片，过水，沥干水分；葱、姜洗净，切末；红辣椒洗净，切片。

◆ 2. 将锅置火上放食用油，烧至四成热时放入葱末、姜末，炒出香味后倒入蚕豆、红辣椒片、茭白煸炒。

◆ 3. 加入排骨酱、盐、胡椒粉、味精和适量清水，用水淀粉勾薄芡，炒匀即可。

食疗分析 茭白中含有豆醇能清除体内的活性氧，抑制酪氨酸酶活性，从而可阻止黑色素生成，它还能软化皮肤表面的角质层，使皮肤润滑细腻。

饮食宜忌 阳痿、遗精者、脾虚胃寒、肾脏疾病者不宜食用茭白。

蚕豆粥

食疗菜例

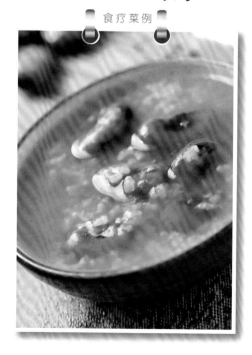

主料：大米 100 克，蚕豆 150 克。

辅料：红糖 50 克。

❋ 制作过程

◆ 1. 将大米淘洗干净，用冷水浸泡 30 分钟，捞起沥干水；蚕豆用开水浸泡，涨发回软后剥去外皮，冲洗干净。

◆ 2. 将蚕豆放入锅中，加入适量冷水，用大火煮沸后加入大米，再用小火熬煮 45 分钟。

◆ 3. 待米烂豆熟时加入红糖，搅拌均匀，稍焖片刻即可。

食疗分析 红糖是没有经过高度精炼的蔗糖，它除了具备碳水化合物的功用可以提供热能外，还含有微量元素，如铁、铬和其他矿物质等，具有益气、缓中、化食、补血破淤之功效。

饮食宜忌 因受寒体虚而痛经的妇女宜食红糖。

黑豆

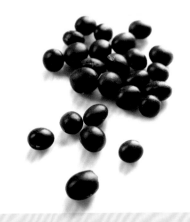

◆ **别名**：黑大豆、乌豆、料豆

◆ **食用性质**：味甘，性平

◆ **食疗成分**：不饱和脂肪酸、植物性固醇

黑豆为豆科植物大豆的黑色种子，与大豆间种，表面黑色或灰黑色、具光泽，一侧有淡黄白色长椭圆形种脐，质坚硬。黑豆具有高蛋白、低热量的特性，药食俱佳，有"豆中之王"的美称。

营养功效

黑豆的油脂中主要是不饱和脂肪酸，它可促进血液中胆固醇的代谢。此外黑豆所内含的植物性固醇，可与其他食物中的固醇类相互竞争吸收，从而加速粪便中固醇类的排出，避免过多胆固醇堆积在体内，在一定程度上起到预防冠心病的作用。

传统中医认为，黑豆性平、味甘，具有补肾益阴、消肿下气、润肺燥热、活血利水、祛风除痹、补血安神、明目健脾、解毒的作用，可用于水肿胀满、风毒脚气、黄疸浮肿、风痹痉挛、产后风疼、口噤、痈肿疮毒，可解药毒，还可制风热而止盗汗，多食可乌发、延年益寿。

黑豆皮为黑色，含有花青素，花青素是很好的抗氧化剂来源，能清除体内自由基，尤其是在胃的酸性环境下，抗氧化效果好，养颜美容，增加肠胃蠕动。

饮食宜忌

适宜脾虚水肿、脚气浮肿者食用；适宜体虚之人及小儿盗汗、自汗，尤其是热病后出虚汗者食用；适宜老人肾虚耳聋、小儿夜间遗尿者食用。

黑豆炒熟后，热性大，多食者易上火，且不易消化，故不宜多食，特别是消化能力较弱的小儿更应少食。

购存技巧

选购黑豆时，以豆粒完整、大小均匀、颜色乌黑者为好。由于黑豆表面有天然的蜡质，会随存放时间的长短而逐渐脱落，所以，表面有研磨般光泽的黑豆不要选购。

黑豆宜存放在密封罐中，置于阴凉处保存，不要让阳光直射。还需注意的是，因豆类食品容易生虫，购回后最好尽早食用。

食用方法

黑豆在烹调上用途甚广，可作为粮食直接煮食，也可磨成豆粉食用。豆粉可单独食，也可与其他面粉混合食用。

黑豆用于菜肴，适用于多种烹调方法，宜于多种口味，还可制成各种小吃，如炒货、点心等。

主料：大米 100 克，冬瓜皮 90 克。
辅料：黑豆 50 克，盐适量。

冬瓜皮黑豆粥

食疗菜例

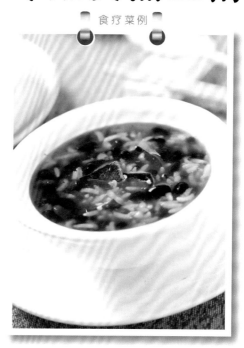

❈ 制作过程

◆ 1. 将冬瓜皮洗净、切片；黑豆、大米去杂，洗净。

◆ 2. 锅内加适量水，放入冬瓜皮、黑豆煎煮 20 分钟。

◆ 3. 加入大米熬煮成粥，加盐调味即可。

食疗分析 冬瓜皮味甘、淡，性微寒，具有利水消肿、消热解渴的功效，可辅助治疗水肿、小便不利、伤暑、水渴、痈疮肿痛、跌仆伤损等症。

饮食宜忌 因营养不良而致虚肿慎食。

黑豆奶露

食疗菜例

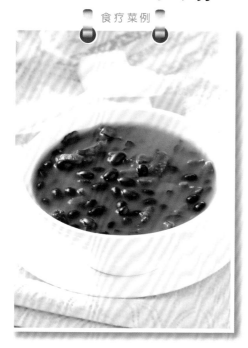

主料：黑豆 80 克，鲜奶 100 毫升。
辅料：红枣 30 克，糖适量。

❈ 制作过程

◆ 1. 将黑豆入炒锅炒香，放入清水中浸 15 分钟捞出；红枣去核，洗净，切碎待用。

◆ 2. 将红枣、黑豆加 1200 毫升清水用中火煲 1 小时。

◆ 3. 倒入鲜奶煮至微开，加糖拌匀即可。

食疗分析 红枣含有丰富的维生素，能提高人体免疫力，药理研究还发现，红枣能促进白细胞的生成，降低血清胆固醇，提高血清白蛋白，保护肝脏。

饮食宜忌 痛风患者不宜食用。

花生

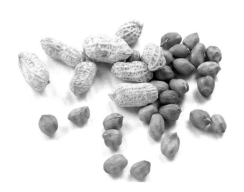

◆ **别名**：落花生、番豆、长生果

◆ **食用性质**：味甘，性平

◆ **食疗成分**：不饱和脂肪酸、白藜芦醇

花生为豆科植物落花生的种子，我国各地均有栽培，主要品种有普通型、蜂腰型、多粒型、珍珠豆型等四类。花生滋养补益，有助于延年益寿，所以民间又称"长生果"，并且和黄豆一样被誉为"植物肉"、"素中之荤"。

营养功效

花生中的不饱和脂肪酸有降低胆固醇的作用，有助于防治动脉硬化、高血压和冠心病。

花生中含有一种生物活性物质白藜芦醇可以防治肿瘤类疾病，同时也是降低血小板聚集，预防和治疗动脉粥样硬化、心脑血管疾病的化学预防剂。

花生含有维生素 E 和一定量的锌，能增强记忆、抗老化、延缓脑功能衰退、滋润皮肤。

花生中的维生素 K 有止血作用；花生红衣的止血作用比花生更是高出 50 倍，对多种血性疾病都有良好的止血功效。

饮食宜忌

适宜营养不良、食欲不振、咳嗽之人食用；适宜妇女产后乳汁缺少者食用；适宜儿童、青少年及老年人食用，能提高儿童记忆力，有助于老人滋补保健。

花生含油脂多，消化时需要多耗胆汁，故胆病患者不宜食用；花生能增进血凝，促进血栓形成，故患血黏度高或有血栓者不宜食用。

购存技巧

选购花生时，要选色泽分布均匀一致，颗粒饱满，形态完整，大小均匀，肥厚而有光泽，无杂质的，另外还可嗅其气味，品质好的花生具有花生特有的气味。

花生买回后应将其晒干后放在低温、干燥的地方保存，带壳保存比去壳保存好。

食用方法

花生可生食、炒食、煮食，或煎汤服。

将花生连红衣一起与红枣配合使用，既可补虚，又能止血，最宜用于身体虚弱的出血病人。

在花生的诸多吃法中以炖吃为最佳，这样既避免了招牌营养素的破坏，又具有不温不火、口感潮润、入口好烂、易于消化的特点，老少皆宜。

主料: 猪脊骨600克, 花生200克, 木瓜300克。

辅料: 猪瘦肉100克, 姜、鸡精、盐各适量。

花生木瓜脊骨汤

食疗菜例

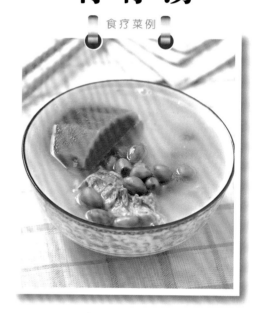

❀ 制作过程

◆ 1. 将木瓜去皮、切件、去籽, 猪瘦肉、猪脊骨斩件, 姜去皮。

◆ 2. 沙锅内放适量清水煮沸, 加入猪瘦肉、猪脊骨氽去血渍, 倒出, 用温水洗净。

◆ 3. 沙锅内放入猪瘦肉、猪脊骨、木瓜、花生、姜, 加入适量清水, 煲2小时, 调入盐、鸡精即可。

食疗分析 木瓜中的木瓜蛋白酶, 可将脂肪分解为脂肪酸; 现代医学发现, 木瓜中含有一种酵素, 能消化蛋白质, 有利于人体对食物的消化和吸收, 故有健脾消食之功效。

饮食宜忌 孕妇不宜食用木瓜。

陈皮花生粥

食疗菜例

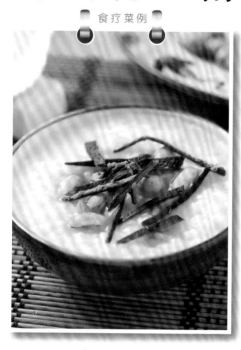

主料: 花生米50克, 大米100克。

辅料: 陈皮15克。

❀ 制作过程

◆ 1. 大米洗净, 用清水浸泡2小时; 花生米洗净沥干。

◆ 2. 锅放火上, 加水1000毫升, 水开后放大米、花生米。

◆ 3. 米粥煮至五成熟时放入陈皮, 小火煮至黏稠即可。

食疗分析 陈皮中含有陈皮素、橙皮甙及挥发油, 挥发油主要成分为柠檬苦素和柠檬醛, 在烹调中加入陈皮有调和理气和化痰作用。

饮食宜忌 此粥不宜与温热香燥药同用。

黑芝麻

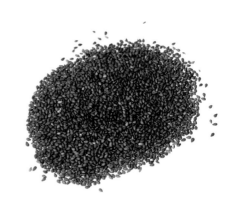

常见病食疗菜谱丛书

◆ **别名**：油麻、巨胜、脂麻、黑荏子

◆ **食用性质**：味甘，性平

◆ **食疗成分**：不饱和脂肪酸、维生素 E

黑芝麻古称胡麻，为胡麻科植物脂麻的黑色种子，呈扁卵圆形，表面黑色，平滑或有网状纹。尖端有棕色点状种脐，种皮薄，富油性。黑芝麻是中老年人常用的保健佳品。

营养功效

黑芝麻的营养价值相当显著。现代医学研究证实，黑芝麻含有亚油酸、花生油酸等约 60% 的不饱和脂肪酸和丰富的维生素 E，能有效抑制胆固醇、脂肪的吸收，防止冠心病、高血压、动脉硬化等心血管疾病的发生。

传统中医学则认为黑芝麻有补肝益肾、强身的作用，并能润燥滑肠、通乳，古籍《抱朴子》还说黑芝麻"耐风湿，抗衰老"。

黑芝麻是美容圣品，可以抑制体内自由基活跃，能达到抗氧化、延缓衰老的功效，有助于骨头生长，而黑芝麻其他营养素则能美化肌肤。

饮食宜忌

适宜肝肾不足所致的眩晕、眼花、视物不清、腰酸腿软、耳鸣耳聋、发枯发落、头发早白之人食用。

患有慢性肠炎、便溏腹泻者忌食。

购存技巧

选购黑芝麻时以色泽均匀、饱满、干燥、气味香者为佳，而表面潮湿油腻并有腐油味者，则不宜购买。

买回的黑芝麻置入密封容器前还应用塑料包装袋包裹并尽量排尽袋中空气，然后放于阴凉、干燥、通风处保存。

食用方法

用黑芝麻 50 克，核桃仁 100 克，一齐捣碎，加适量大米和水煮成粥。此粥补肝肾，对继发性脑萎缩症有良好的食疗作用。

黑芝麻 500 克，炒香研末，甜杏仁 100 克，捣烂成泥，与糖、蜂蜜各 125 克，共置瓷盆内，上锅隔水蒸 2 小时，离火，冷却。每日 2 次，每次 2～4 匙，温开水配服。能补肝益肾、润肺止咳，是支气管哮喘病人的食疗方例。

由于黑芝麻仁外面有一层稍硬的膜，把它碾碎后才能使人吸收到营养，因此整粒的黑芝麻也应先加工后再吃。在炒制黑芝麻时应注意不要炒糊，以免味道不佳并影响其营养的吸收。

主料：大米 80 克，糯米 20 克，黑芝麻 30 克。
辅料：糖桂花、冰糖各 10 克，枸杞子适量。

枸杞子黑芝麻粥

食疗菜例

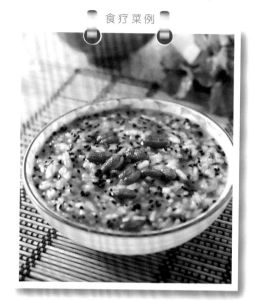

❋ 制作过程

◆ 1. 将糯米洗净提前泡 2 小时，枸杞子泡发备用。

◆ 2. 将大米、糯米和黑芝麻倒入开水中煮，并搅拌至开锅，以防粘锅底。

◆ 3. 水沸腾后转小火慢煮，约 40 分钟即好，其间要搅拌几次。等粥水变浓稠时加入冰糖、枸杞子稍煮后关火，浇上糖桂花即可。

食疗分析 枸杞子含有丰富的胡萝卜素、维生素 A、维生素 B_1、维生素 B_2、维生素 C 和钙、铁等对眼睛具有保健的必需营养，故擅长明目，所以俗称"明眼子"。

饮食宜忌 感冒发烧、身体有炎症、腹泻者慎食。

黑芝麻甜奶粥

食疗菜例

主料：大米 100 克，鲜牛奶 300 毫升。
辅料：熟黑芝麻、糖各适量。

❋ 制作过程

◆ 1. 将大米淘洗干净，放入锅中用加清水熬煮至浓稠。

◆ 2. 在稠粥中加入鲜牛奶，中火煮沸。

◆ 3. 再加入糖煮至糖完全溶化，撒上熟黑芝麻，出锅装碗即可。

食疗分析 牛奶中的钙最容易被人体吸收，而且磷、钾、镁等多种矿物质搭配也十分合理，孕妇应多喝牛奶，绝经期前后的中年妇女常喝牛奶可减缓骨质流失。

饮食宜忌 缺铁性贫血、乳糖酸缺乏症、胆囊炎、胰腺炎患者不宜饮用牛奶。

燕麦

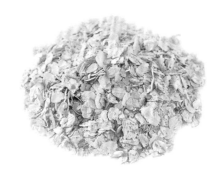

◆ **别名**：莜麦、油麦、玉麦

◆ **食用性质**：味甘，性平

◆ **食疗成分**：植物纤维

燕麦是一种低糖、高营养、高能量食品，其招牌营养素不但含量高，而且质量优，是较受现代人欢迎的食物之一。在《时代》杂志评出的十大健康食品中，燕麦名列第五。燕麦经过精细加工制成麦片，使其食用更加方便，口感也得到改善，成为深受人们欢迎的保健食品。

营养功效

燕麦主要含有碳水化合物、蛋白质（含有所有人体必需的氨基酸）、脂肪，以及大量的植物纤维、维生素 B_1 和维生素 B_{12}，少量的维生素 E、矿物质、核黄素和皂苷，其中植物纤维等成分可以有效地降低人体中的胆固醇，经常食用，可对心脑血管病起到一定的预防作用。

经常食用燕麦对糖尿病患者也有非常好的降糖、减肥的功效。

燕麦粥有通大便的作用，很多老年人大便干，容易导致脑血管意外，燕麦能解便秘。

燕麦还可以改善血液循环，缓解生活工作带来的压力。

燕麦中含有极其丰富的亚油酸，对脂肪肝、糖尿病、浮肿、便秘等也有辅助疗效，对老年人增强体力，延年益寿也是大有裨益的。

饮食宜忌

一般人群均可食用，尤其适宜产妇、婴幼儿、老年人以及空勤、海勤人员食用；适宜慢性病、脂肪肝、糖尿病、浮肿、习惯性便秘者食用；适宜高血压、高脂血症、动脉硬化者食用。

燕麦营养极其丰富，但一次也不宜吃得太多，否则会造成胃痉挛或是胀气。

购存技巧

燕麦产品最初是以燕麦片的形式出现在市场上，所以大家最熟悉的燕麦产品就是燕麦片。在选择燕麦片产品时，应注意三点：一是燕麦片产品的膳食纤维含量，二是要注意产品中糖的含量，三是一些标有"不含蔗糖"的产品不等于无糖。

燕麦的储存可密封后存放在阴凉干燥处。

食用方法

烹调燕麦片的一个关键是要避免长时间高温烹煮。燕麦片煮的时间越长，营养损失就越大。

对于免煮型的燕麦食品，除加入牛奶、豆奶等液体食品外，也可以根据自己平时的喜好加入一些自己身体需要的食品如水果、坚果等。

主料：燕麦片 80 克，豌豆 50 克。
调料：熟大杏仁 30 克。

❋ 制作过程

◆ 1. 将豌豆煮熟稍微捣烂；锅内加入水和燕
　　麦片，用大火煮至沸腾。
◆ 2. 熟大杏仁放入保鲜袋拍碎，放入研磨器
　　磨成粉。
◆ 3. 将研磨好的杏仁粉加入煮好的燕麦片中，
　　搅拌均匀即可。

食疗分析 豌豆富含人体所需的各种营养物
质，尤其是含有优质蛋白质，可以提高机体
的抗病能力和康复能力，具有益中气、止泻
痢、调营卫、利小便、消痈肿、解乳石毒之
功效。

饮食宜忌 阴虚咳嗽及泻痢便溏者禁服。

燕麦豌豆营养粥

食疗菜例

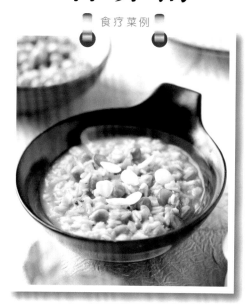

豆芽燕麦粥

食疗菜例

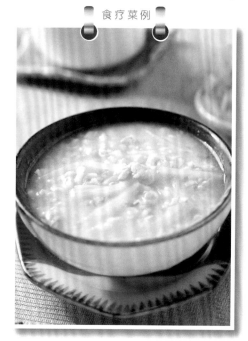

主料：鸡肉 20 克，绿豆芽 50 克，燕麦片 40 克。
辅料：食用油、盐、味精各适量。

❋ 制作过程

◆ 1. 将鸡肉切碎，绿豆芽洗净。
◆ 2. 在锅中滴入适量食用油烧热，放入鸡肉碎
　　和绿豆芽略翻炒，再加入水和燕麦片，煮
　　沸后转中火煮约 5 分钟。
◆ 3. 放入盐、味精调味即可。

食疗分析 绿豆芽中含有核黄素，对于口腔
溃疡有一定的辅助治疗作用，它所含有的植
物纤维，能清除血管壁中胆固醇和脂肪的堆
积、防止心血管病变的作用。

饮食宜忌 绿豆芽性质偏寒，所以脾胃虚寒
之人，不宜久食。

甘薯

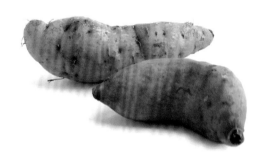

◆ 别名：白薯、红薯、番薯

◆ 食用性质：味甘，性平、微凉

◆ 食疗成分：水除活性氧、黏液蛋白

甘薯为旋花科甘薯属中能形成块根的栽培种，一年生或多年生草质蔓性藤本植物。甘薯原产于南美洲，16世纪由菲律宾和越南等地传入我国。甘薯味道甜美，营养丰富，又易于被人体消化，可供大量热能，所以非洲和亚洲的部分国家以甘薯为主食。

营养功效

甘薯有抗衰老和预防动脉硬化作用，主要是其所具有的水除活性氧作用产生的，甘薯所含的黏液蛋白能保持血管壁的弹性，防止动脉粥样硬化的发生，能够在一定程度上预防冠心病。

甘薯营养十分丰富，含有大量的糖、蛋白质、脂肪和各种维生素及矿物质，能有效地为人体所吸收，防治营养不良症，且能补中益气，对中焦脾胃亏虚、小儿疳积等病症有益。

甘薯中所含有的矿物质对于维持和调节人体功能，起着十分重要的作用。甘薯中所含的钙和镁，可以预防骨质疏松症。

饮食宜忌

一般人群均可食用，但一次不宜食用过多，以免发生烧心、吐酸水、肚胀排气等不适。

胃溃疡、胃酸过多、糖尿病等患者不宜食用。

购存技巧

选购甘薯时，优先挑选纺锤形状、表面光滑、无黑色斑点、不发芽的甘薯。

甘薯买回来后，可放在外面晒一天，保持它的干爽，然后放到阴凉通风处。

食用方法

甘薯的食用方法很多，可代替米、面用来制作主食，干制成粉又可代替面粉制作蛋糕、布丁等点心，还可加工成薯粉丝。

甘薯一定要蒸熟煮透。一是因为红薯中淀粉的细胞膜不经高温蒸煮，就难以消化。二是红薯中的"气化酶"不经高温蒸煮，吃后人体会产生不适感。

甘薯最好在午餐时段食用，更有利于促进对其营养的吸收。

主料：小米 100 克，甘薯 50 克。
辅料：胡萝卜 20 克。

小米甘薯粥

食疗菜例

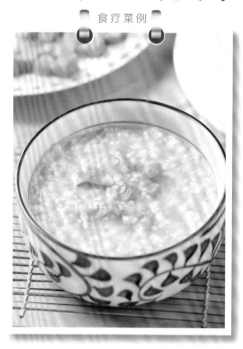

❋制作过程

- ◆1. 将小米洗净；甘薯洗净去皮，切块；胡萝卜洗净去皮，切条。
- ◆2. 锅内加入适量清水和小米、甘薯、胡萝卜，大火煮至沸腾。
- ◆3. 转小火熬 1 小时，待粥稠米烂时即可。

食疗分析 此粥有助于预防或治疗便秘、夜盲症等疾病。

饮食宜忌 糖尿病患者忌食。

甘薯姜汁糖水

食疗菜例

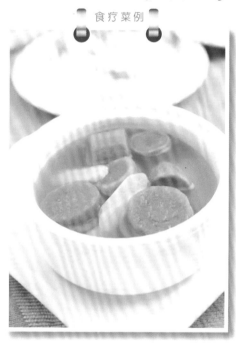

主料：甘薯 500 克。
辅料：糖 150 克，姜适量。

❋制作过程

- ◆1. 将甘薯去皮洗净，切块；姜洗净去皮，切块。
- ◆2. 将锅置火上，倒入清水煮至沸腾，加入甘薯、姜沸煮 5 分钟。
- ◆3. 加糖煮至糖完全溶化即可。

食疗分析 姜中的姜辣素进入体内后，能产生一种抗氧化酶，它有很强的对付氧自由基的本领，比维生素 E 对付氧自由基还要强得多，所以吃姜有助于抗衰老，老年人常吃姜可除老年斑。

饮食宜忌 适宜肠胃消化不佳者饮用。

玉 米

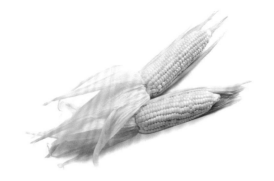

◆ **别名**：苞谷、珍珠米、棒子

◆ **食用性质**：味甘，性平

◆ **食疗成分**：维生素 E、纤维素

玉米是禾本科植物玉蜀黍的种子，原产于中美洲墨西哥和秘鲁，16世纪传入我国，至今有 400 余年的栽培历史。目前全国各地都有种植，尤以东北、华北和西南各省种植较多。玉米是粗粮中的保健佳品，食玉米对人体的健康颇为有利。

营养功效

玉米中含有的维生素 E 则有促进细胞分裂、延缓衰老、降低血清胆固醇、防止皮肤病变的功能，还能减轻动脉硬化和脑功能衰退，对预防冠心病有一定的作用。

玉米中的纤维素含量很高，具有刺激胃肠蠕动、加速粪便排泄的作用，可防治便秘、肠炎、肠癌等。

中医认为，玉米性平、味甘，具有益肺宁心、健脾开胃、利水通淋的功效，对于治疗慢性肾炎水肿、降低胆固醇、健脑有一定作用。

玉米中含有较多的谷氨酸，谷氨酸有健脑作用，它能帮助和促进脑细胞进行呼吸，在生理活动过程中，能清除体内废物，帮助脑组织里氨的排除，故常食可健脑。

饮食宜忌

一般人皆可食用，尤适宜脾胃气虚、气血不足、营养不良、动脉硬化、高血压、高脂血症、冠心病、肥胖症、脂肪肝、癌症、记忆力减退、习惯性便秘、慢性肾炎水肿以及中老年人食用。

玉米受潮霉坏变质产生黄曲霉素，有致癌作用，应当禁止食用霉变玉米。

购存技巧

购买生玉米时，以挑选七八成老的为好，太嫩，水分太多；太老，其中的淀粉增加，蛋白质减少，口味也欠佳。

剥去玉米外层的厚皮，留 3 层玉米的内皮，不必择去玉米须，更不必清洗。放入保鲜袋或塑料袋中，封好口，放入冰箱的冷冻室里保存。

食用方法

玉米可煎汤、煮食，或磨粉煮粥等。烹调尽管使玉米损失了部分维生素 C，却使之获得了更有营养价值的更高的抗氧化剂活性。但玉米不宜长期单独食用过多。

吃玉米时应把玉米粒的胚尖全部吃进，因为玉米的许多营养都集中在这里。

丝瓜玉米粥

食疗菜例

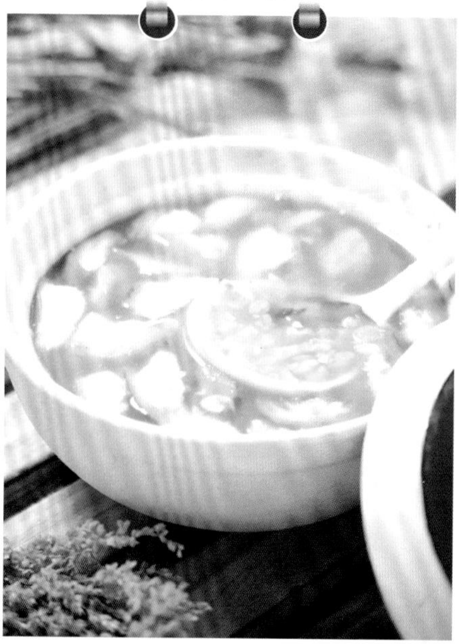

主料：丝瓜500克，玉米100克。

辅料：虾米15克，葱、姜、盐、味精、料酒各适量。

✻制作过程

- 1. 将丝瓜去外皮，洗净后切滚刀状。
- 2. 将葱切花，姜切末。
- 3. 将玉米洗净，入沙锅，加水适量，大火煮至沸，改小火煨至软烂，入丝瓜块及虾米，加葱花、姜末、盐、味精、料酒，拌和均匀。
- 4. 以小火煨煮片刻即可。

食疗分析 丝瓜中含防止皮肤老化的B族维生素、增白皮肤的维生素C等成分，能保护皮肤、消除斑块，使皮肤洁白、细嫩，是不可多得的美容佳品，女士多吃丝瓜还对调理月经不顺有帮助。

饮食宜忌 体虚内寒、腹泻者不宜多食。

五色炒玉米

食疗菜例

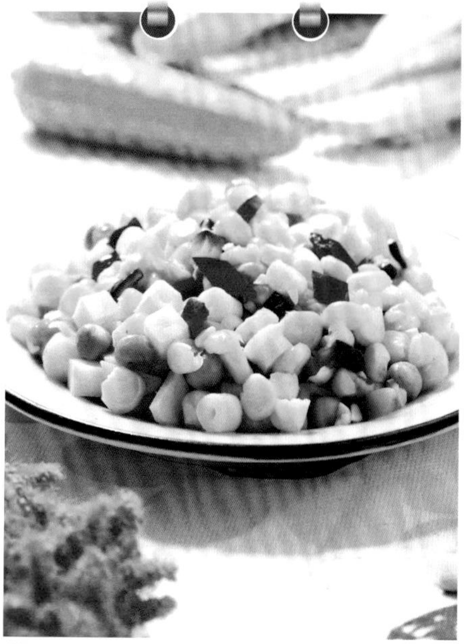

主料：玉米粒250克，豌豆、红辣椒、竹笋各100克。

辅料：香菇30克，葱、姜、料酒、盐、味精、食用油、水淀粉各适量。

✻制作过程

- 1. 将香菇用温水泡发，切丁；红辣椒、竹笋洗净，切丁。
- 2. 将葱、姜分别洗净、切末。
- 3. 将玉米粒、豌豆、香菇、红辣椒一起氽水烫透，捞出沥干。
- 4. 炒锅上火烧热，加食用油，用葱末、姜末炝锅，烹料酒，加盐、味精，再下玉米粒、豌豆、香菇、红辣椒、竹笋，翻炒均匀至入味，水淀粉勾芡即可。

食疗分析 豌豆中富含膳食纤维，能促进大肠蠕动，保持大便通畅，起到清洁大肠的作用。玉米可益肺宁心、健脾开胃、利水通淋，对降低胆固醇、健脑有一定功效。

饮食宜忌 脾胃不健、食欲不振适宜食用玉米。

白果

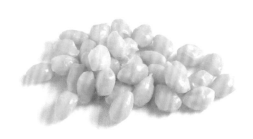

◆ **别名**：银杏、公孙果、鸭脚树子

◆ **食用性质**：味甘、苦、涩，性平

◆ **食疗成分**：黄铜甙、苦内脂

白果也称银杏，待其成熟后去掉外皮、硬壳后取其果仁方可食用。宋朝时人们曾把它列为贡品、圣品，深得皇帝喜爱，当时多为豪门权贵享用。白果树亦称公孙树，是世界上最古老的树种之一，素有"活化石"之称。

营养功效

白果中的黄铜甙、苦内脂对脑血栓、老年性痴呆、高血压、冠心病、动脉硬化、脑功能减退等病有特殊的预防和治疗效果。

经常食用白果可以扩张微血管，促进血液循环，使人肌肤红润、精神焕发。

中医认为白果可治哮喘、痰嗽、白带、白浊、遗精、淋病、小便频数等症。

近年来的临床经验证明，白果还可治疗肺结核、癫痫、神经性头痛、美尼尔氏综合症等疾病。

饮食宜忌

一般人均可食用，特别适宜尿频者、体虚白带的女性。

孕妇及儿童不宜食用。白果中含有微量氢氰酸，不宜过量食用。

购存技巧

优质的白果壳色洁白、坚实、肉饱满、无霉点、无破壳、无枯肉霉坏。白果的胚乳鲜嫩、水分多。

需要保存白果可剥掉外壳，将果仁放在冰箱冷冻室里保鲜。

食用方法

白果可以采用炒、烤、蒸、煨、炖、烩、烧等多种烹饪方法。

白果在烹饪前需先经温水浸泡数小时，然后入开水锅中氽熟后再行烹调，能使有毒物质溶于水中并受热挥发。但食用熟白果应适量，成人每次不超过 20 克，小儿以控制在 10 克以下为佳。

主料：干腐竹、白果各 75 克，鸡蛋 100 克。
辅料：薏米 38 克，糖适量。

腐竹白果薏米糖水

食疗菜例

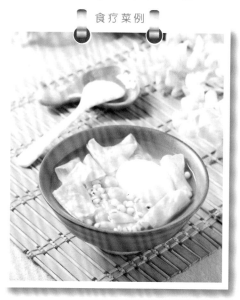

✿ 制作过程

◆ 1. 将薏米洗净，沥水；腐竹用清水浸泡至软。
◆ 2. 将鸡蛋煮熟，去壳；白果去壳后浸泡，撕衣去心。
◆ 3. 将锅置火上，倒入清水，放白果、薏米煮 30 分钟，加腐竹、糖，煮至糖溶化，放去壳的熟鸡蛋即可。

食疗分析 薏米因含有多种维生素和矿物质，有促进新陈代谢和减少胃肠负担的作用，经常食用薏米对慢性肠炎、消化不良等症有效果。

饮食宜忌 汗少、便秘者不宜食用。

白果芡实粥

食疗菜例

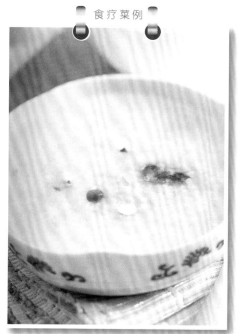

主料：芡实 30 克，糯米 50 克，白果 50 克。
辅料：盐适量。

✿ 制作过程

◆ 1. 将白果洗净去壳去心；糯米洗净，用清水稍浸泡。
◆ 2. 将白果与芡实、糯米一起放入锅内，加适量水以大火熬煮。
◆ 3. 待粥沸腾后改小火煮烂即可。

食疗分析 芡实含有丰富的淀粉，可为人体提供热能，并含有多种维生素和矿物质，可保证体内营养所需成分，还可以加强小肠的吸收功能，提高尿液木糖排泄率，增加血清胡萝卜素浓度。

饮食宜忌 便秘、尿赤者及产后妇女皆不宜食。

腰果

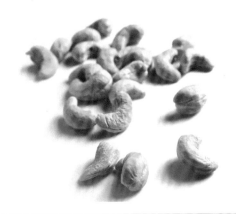

◆ **别名**：鸡腰果、介寿果

◆ **食用性质**：味甘，性平

◆ **食疗成分**：不饱和脂肪酸

腰果由膨大的肉质花托（果梨，即假果）和着生在花托上的坚果（种子，即真果）组成，因其坚果呈肾的形状而得名，腰果果实成熟时香飘四溢、甘甜如蜜、清脆可口，为世界著名的四大干果之一。

营养功效

腰果是美味而又营养丰富的食品，现代营养学研究证明，腰果中的脂肪成分主要是不饱和脂肪酸，有很好的软化血管的作用，对保护血管、防治冠心病等心血管疾病大有裨益。

腰果所含的丰富的油脂可以润肠通便，并且具有很好的润肤美容功效，能延缓衰老。

经常食用腰果还有强身健体、提高机体抗病能力、增进性欲、增加体重等作用。

饮食宜忌

腰果含油脂丰富，故不适合胆功能严重不良者、肠炎患者、腹泻患者和痰多患者食用。

腰果含的脂肪酸属于良性脂肪酸的一种，虽不易使人发胖，但仍不宜食用过多，尤其肥胖者更要慎食。

购存技巧

腰果选购时应挑选外观呈完整月牙形、色泽白、饱满、气味香、油脂丰富、无蛀洞、无斑点的。如果有黏手或受潮现象的，表示新鲜度不佳。

腰果应存放于密封罐中，放入冰箱冷藏保存，或摆放在阴凉、通风处，避免阳光直射，而且应尽快食用完毕。

食用方法

腰果是一种营养丰富、味道香甜的干果，既可当零食食用，又可制成美味佳肴。特别对于维生素摄入不足的老年人平时最好能吃点腰果。可以每天上午或者下午吃上3～5粒。平时做饭时，也常加点腰果。另外，喝粥吃早点时，可以往粥里加点腰果碎粒，补充一天所需的能量和不饱和脂肪酸。

腰果洗净后，用水浸泡5小时，即可用来烹调。用腰果做菜时，为了降低热量，不要加油，直接炒比较好。

主料：西芹 100 克，胡萝卜 50 克，腰果 50 克。
辅料：百合 30 克，盐、糖、食用油适量。

西芹百合炒腰果

食疗菜例

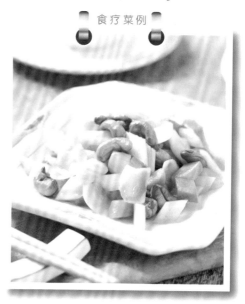

✤ 制作过程

◆ 1. 将百合切去头尾，分开数瓣；西芹切丁；胡萝卜切小薄片。

◆ 2. 锅内下食用油，冷油小火放入腰果炸至酥脆捞起放凉。

◆ 3. 将锅中食用油倒出一半，剩下的油烧热，放入胡萝卜及西芹丁，大火翻炒约1分钟。

◆ 4. 放入百合、盐、糖大火翻炒约1分钟盛出，撒上放凉的腰果即可。

食疗分析 西芹含铁量较高，能补充妇女经血的损失，食之能避免皮肤苍白、干燥、面色无华，而且可使目光有神，头发黑亮。

饮食宜忌 脾胃虚寒者、肠滑不固者、血压偏低者慎食。

雪菜腰果

食疗菜例

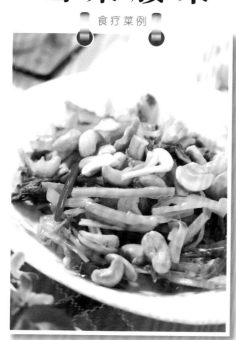

主料：雪菜 100 克，腰果 100 克。
辅料：葱、姜、食用油、香油、盐、味精、汤各适量。

✤ 制作过程

◆ 1. 将雪菜撕成细丝，再切成段，放入开水锅内煮透，去除咸味。

◆ 2. 用葱、姜煸炒雪菜，加汤、香油、盐、味精煨至酥软捞出，沥干水分。

◆ 3. 锅中入食用油，烧热至三成热，放腰果，炸至金黄色时，捞出沥油。

◆ 4. 锅中入雪菜、腰果翻炒均匀即可。

食疗分析 腰果是名贵的干果和高级菜肴，蛋白质含量达 21%，各种维生素含量也都很高，有降压、益颜、延年益寿、利尿降温之功效。

饮食宜忌 过敏体质者慎食，产后乳汁分泌不足妇女多食。

杏仁

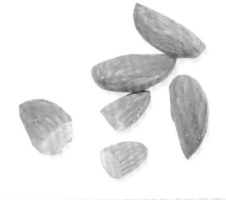

◆ **别名**：南杏仁、杏子、木落子、白杏仁

◆ **食用性质**：味甘，性平

◆ **食疗成分**：黄酮类和多酚类成分

> 杏仁为蔷薇科植物杏或山杏的部分栽培种味甜的干燥种子。杏果和杏仁都含有丰富的营养物质，杏仁有苦甜之分，甜杏仁可以作为休闲小吃，也可做凉菜食；苦杏仁一般用来入药，并有小毒，不能多吃。

营养功效

杏仁含有丰富的黄酮类和多酚类成分，这种成分不仅能够降低人体内胆固醇的含量，还能显著降低心脏病和很多慢性病的发病危险。

杏仁还有美容功效，能促进皮肤微循环，使皮肤红润光泽。

苦杏仁能止咳平喘，润肠通便，可治疗肺病、咳嗽等疾病。

甜杏仁和日常吃的干果大杏仁偏于滋润，有一定的补肺作用。

饮食宜忌

一般人群均可食用，有呼吸系统问题者更适合食用，癌症患者以及术后放化疗者适宜食用。

婴儿慎服，阴虚咳嗽及泻痢便溏者禁服。

购存技巧

选购时以色泽棕黄、颗粒均匀、无臭味者为佳，应避免买呈青色、表面有干涩皱纹的杏仁。

买回后可用密封容器装好，置于阴凉、干燥、通风处保存。烹制前须装入盆内，用适量清水漂洗干净。

食用方法

正确食用杏仁，能够达到生津止渴、润肺定喘、滑肠通便、减少肠道癌的功效。杏仁烹调的方法很多，可以用来做粥、饼、面包等多种类型的食品，还能搭配其他佐料制成美味菜肴。

虽然杏仁有许多的药用、食用价值，但不可以大量食用。

主料：花生米100克，纯牛奶200毫升。
辅料：杏仁50克，椰汁50毫升，糖适量。

椰汁杏仁露

食疗菜例

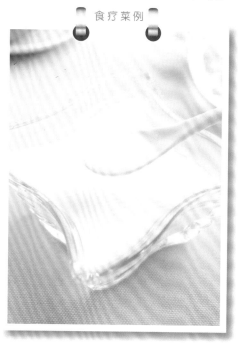

❄ 制作过程

◆ 1. 将花生米与杏仁放入锅内干炒到表面变色。
◆ 2. 将炒好的花生米、杏仁连同1/3牛奶倒入搅拌机搅拌。
◆ 3. 将剩下的2/3牛奶连同椰汁、搅拌好的花生米汁用小火煮沸，加糖调味即可。

食疗分析 牛奶是人体钙的最佳来源，而且钙磷比例非常适当，利于钙的吸收。椰汁含有丰富的钾、镁等矿物质，其成分与细胞内液相似，可纠正脱水和电解质紊乱，达到利尿消肿之效。

饮食宜忌 感冒初期食用杏仁可缓解感冒症状。

杏仁桂圆炖银耳

食疗菜例

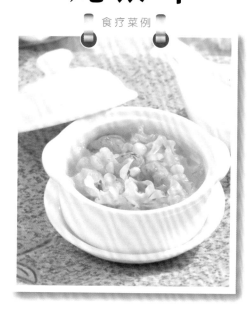

主料：银耳200克，甜杏仁、桂圆各25克。
辅料：糖100克。

❄ 制作过程

◆ 1. 将甜杏仁放入热水中浸泡，去衣。
◆ 2. 将桂圆放入凉开水中略泡 银耳去杂洗净，用清水泡发。
◆ 3. 将锅置火上，入银耳、甜杏仁、桂圆，大火煮至沸腾后转用小火，炖至银耳软糯，放糖调味即可。

食疗分析 桂圆有补益作用，对病后需要调养及体质虚弱者有辅助疗效。银耳中的有效成分酸性多糖类物质，能增强人体的免疫力，调动淋巴细胞，加强白细胞的吞噬能力，兴奋骨髓造血功能。

饮食宜忌 外感风寒、出血症、糖尿病患者慎用。

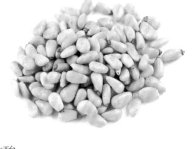

松子

常见病食疗菜谱丛书

◆ **别名**：罗松子、海松子、新罗松子

◆ **食用性质**：味甘，性温

◆ **食疗成分**：亚油酸、亚麻油酸等不饱和脂肪酸

松子为松科植物红松、白皮松、华山松等多种松树的种子。唐代的《海药本草》中就有"海松子温胃肠，久服轻身，延年益寿"的记载。在人们心目中，松子被视为"长寿果"，又被称为"坚果中的鲜品"，为人们所喜爱，对老人最有益。

营养功效

松子中富含不饱和脂肪酸，如亚油酸、亚麻油酸等，能降低血脂，预防冠心病等心血管疾病。

松子中所含大量矿物质，如钙、铁、磷、钾等，能给机体组织提供丰富的营养成分，强壮筋骨，消除疲劳，对老年人保健有极大的益处。

松子中维生素 E 高达 30%，有很好的软化血管、延缓衰老的作用，是中老年人的理想保健食物，也是女士们润肤美容的理想食物。

松子富含脂肪油，能润肠通便缓泻而不伤正气，对老人体虚便秘，小儿津亏便秘有一定的食疗作用。

松子中的磷和锰含量丰富，对大脑和神经有补益作用，是学生和脑力劳动者的健脑佳品，对老年痴呆也有很好的预防作用。

饮食宜忌

适宜体质虚弱的中老年人，大便干结者，慢性支气管炎久咳无痰者，心脑血管疾病之人食用。

便溏、精滑、咳嗽痰多、腹泻者忌用；因含油脂丰富，所以胆功能严重不良者应慎食。

购存技巧

选购松子时，首先看壳色，以壳色浅褐，光亮者为质好；壳色深灰或黑褐色，萎暗者为质差。其次看仁色，松仁肉色洁白为质好；淡黄色为质次；深黄带红，已泛油为变质。最后看芽芯，松仁芽芯色白为质好；已开始发青为变质。

松子于阴凉、干燥、通风处密封保存即可。

食用方法

将松子研碎，大米淘净，一并放入锅内，加入清水适量，先用大火煮沸，再用小火煎熬 20 ～ 30 分钟，将米煮烂即可做成松子粥。早晚食用或作点心食用，可缓解肺阴亏虚、干咳咯血、阴虚肠燥、大便秘结、肝血不足、头晕目眩、视物模糊等症状。

主料：香菇 75 克，松子仁 50 克。
辅料：清汤 100 毫升，葱、姜、食用油、盐、糖、味精、水淀粉、料酒、香油各适量。

✤ 制作过程

◆ 1. 将葱切段；姜切片；松子仁用温水浸泡一下，取出去皮。

◆ 2. 将香菇用清水泡透，放入碗中，加上葱段、姜片、料酒、盐和清汤，入屉蒸 10 分钟，取出去蒂切片，把蒸香菇的汤汁过滤，取净香菇汁备用。

◆ 3. 将锅置火上，入食用油烧热，入松子仁稍炸，捞出控净油备用。

◆ 4. 将锅置火上，放入香菇汁煮沸，加盐、糖和味精，用小火 3 分钟，用水淀粉勾芡，撒松子仁，淋香油，装盘即可。

（食疗分析）香菇是含有高蛋白、低脂肪、多糖、多种氨基酸和多种维生素的菌类食物，有补肝肾、健脾胃、益气血之功效。松子仁可滋阴养液、补益气血。

（饮食宜忌）脾胃寒湿气滞者不宜食用。

香菇松子

食疗菜例

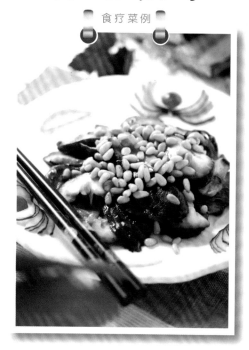

桃仁松子
玉米粥

食疗菜例

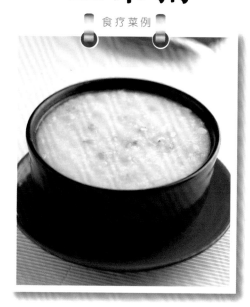

主料：玉米粒 100 克，大米 100 克。
辅料：核桃仁 15 克，松子仁 15 克，糖适量。

✤ 制作过程

◆ 1. 将核桃仁切成粒，松子仁、玉米粒洗净，大米用清水淘洗干净。

◆ 2. 取瓦煲一个，注入适量清水，用中火煮至沸，加入大米，改小火煮至大米八成烂。

◆ 3. 投入核桃仁、松子仁、玉米粒，调入糖，继续煮 20 分钟至熟透即可。

（食疗分析）核桃仁含有较多的蛋白质及人体营养必需的不饱和脂肪酸，这些成分皆为大脑组织细胞代谢的重要物质，能滋养脑细胞，增强脑功能。

（饮食宜忌）阴虚火旺、痰热咳嗽及便溏者不宜食用。

栗子

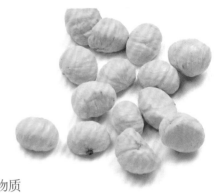

◆别名：板栗、大栗、栗果、毛栗

◆食用性质：味甘，性温

◆食疗成分：不饱和脂肪酸、维生素、矿物质

栗子是我国特产，素有"干果之王"的美誉，在国外它还被称为"人参果"。栗子与枣、柿子并称为"铁杆庄稼"、"木本粮食"，是一种物美价廉、富有营养的滋补品及补养的良药。

营养功效

栗子中所含的丰富的不饱和脂肪酸和维生素、矿物质，能防治高血压病、冠心病、动脉硬化、骨质疏松等疾病，是抗衰老、延年益寿的滋补佳品。

中医认为，栗子具有养胃健脾、补肾强筋、活血止血的功效，主治脾胃虚弱、反胃、泄泻、体虚腰酸腿软、吐血、衄血、便血、金疮、折伤肿痛、瘰疬肿毒。

栗子含有核黄素，常吃栗子对日久难愈的小儿口舌生疮和成人口腔溃疡有益。

栗子是碳水化合物含量较高的干果品种，能供给人体较多的热能，并能帮助脂肪代谢，具有益气健脾、厚补胃肠的作用。

饮食宜忌

适宜肾虚老人食用，对中老年人腰酸腰痛、腿脚无力、小便频多者尤宜；适宜老年气管炎咳喘、内寒泄泻者食用。

糖尿病患者忌食；婴幼儿、脾胃虚弱者、消化不良者、风湿病者不宜多食。

购存技巧

常见的栗子大致分为两种形状，第一种是一面圆的，一面较平；第二种是两面都平平的。在选择栗子的时候要甜的就选第一种，要不甜的就选第二种。

购回来的生栗子不宜立即吃，最好放在有网眼的网袋或筛子里，置放阴凉通风处。

食用方法

栗子粥既能与大米一起健运脾胃，增进食欲，又能补肾强筋骨，尤其适合老年人机能退化所致的胃纳不佳、腰膝酸软无力、步履蹒跚者服食。

用栗子、山药、大枣、生姜、红糖熬成粥食用，具有益脾养胃、补肾及止泻的功效，可用于脾胃虚弱、少食腹泻，或小儿疳积、消化不良等。

主料：栗子 250 克，白菜 500 克。

辅料：水淀粉、味精、盐、香油、胡椒粉、食用油各适量。

栗子烧菜心

食疗菜例

❋制作过程

◆ 1. 将栗子去壳取肉，洗净，切片；白菜择洗干净，取其嫩心，洗净。

◆ 2. 炒锅内放入食用油，烧至五成热，放入栗子炸 2 分钟至金黄时，倒入漏勺，沥去油，盛入小瓦钵内，加盐，上笼蒸 10 分钟。

◆ 3. 锅置大火上，下食用油，烧至八成热，放入白菜，加盐，煸炒一小会儿，放入味精，用水淀粉调稀勾芡，盛入盘中，淋香油，撒胡椒粉即可。

食疗分析 白菜含有丰富的膳食纤维，能起到润肠、排毒的作用，白菜中丰富的维生素对于护肤美容也有一定作用。

饮食宜忌 胃寒腹痛、大便溏泄及寒痢者不可多食。

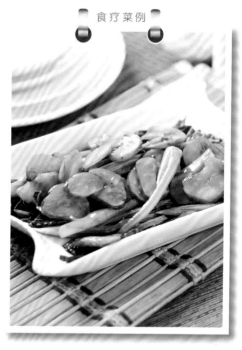

栗子蜜枣汤

食疗菜例

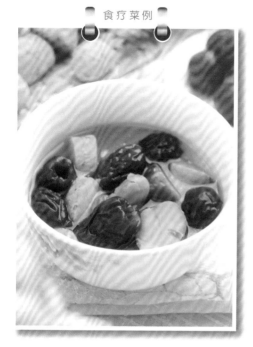

主料：栗子 100 克，蜜枣 20 克。

辅料：桂圆 15 克，糖适量。

❋制作过程

◆ 1. 将栗子去壳洗净，蜜枣去核备用。

◆ 2. 将栗子加水略煮，去其粗皮。

◆ 3. 将锅置火上，将栗子、蜜枣、桂圆放入锅中，加水，以小火煮 50 分钟，再加适量糖煮开即可。

食疗分析 蜜枣所含的芦丁，是一种能使血管软化，从而使血压降低的物质，对高血压有防治功效。栗子具有养胃健脾、补肾强筋、活血止血的功效。

饮食宜忌 脾胃虚弱、消化不良者或患有风湿病者不宜食用。

主料：乌鸡 750 克，栗子 100 克。

辅料：汤 250 毫升，葱、黄酱、糖、盐、水淀粉、食用油、料酒、酱油、香油各适量。

栗子焖乌鸡

● 食疗菜例 ●

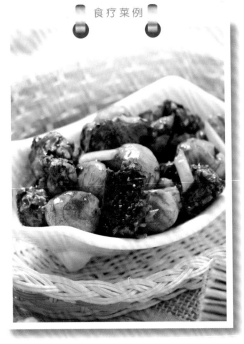

❋ 制作过程

◆ 1. 将栗子去壳，取肉；葱切花。

◆ 2. 将乌鸡处理干净，剁成大块，放入沸水锅内氽出血水，捞出用清水洗净。

◆ 3. 将净锅置火上，放食用油烧热，用葱花炝锅，放入黄酱煸炒片刻，加料酒、酱油、糖、汤和乌鸡块煮 30 分钟。

◆ 4. 放入栗子肉，用中小火再焖煮 10 分钟至鸡熟栗香，放盐，用水淀粉勾芡，淋上香油，出锅装盘即可。

食疗分析 乌鸡内含丰富的黑色素，尼克酸、维生素E、磷、铁、钾、钠的含量均高于普通鸡肉，其胆固醇和脂肪含量却很低，是营养价值极高的滋补品。

饮食宜忌 感冒发热、咳嗽多痰时忌食。

栗子莲藕糖水

● 食疗菜例 ●

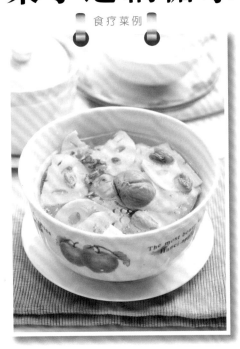

主料：莲藕 750 克，栗子 500 克。

辅料：葡萄干 25 克，糖 25 克，葱适量。

❋ 制作过程

◆ 1. 将莲藕表面洗净，皮用刀背刮去薄膜后，切薄片，藕节须切除。

◆ 2. 将栗子去壳、去膜后备用；葱切花。

◆ 3. 将莲藕片、栗子与水一起放入锅内，置火上加热至沸后，改中火煮 15 分钟，加盖后熄火，锅内再放入焖烧锅焖约 3～4 小时即可取出。

◆ 4. 取出后放入葡萄干及糖，搅拌均匀使糖溶解后，撒上葱花即可。

食疗分析 莲藕中含有黏液蛋白和膳食纤维，能与人体内胆酸盐、食物中的胆固醇及甘油三酯结合，减少脂类的吸收。

饮食宜忌 患有风湿病者不宜多食。

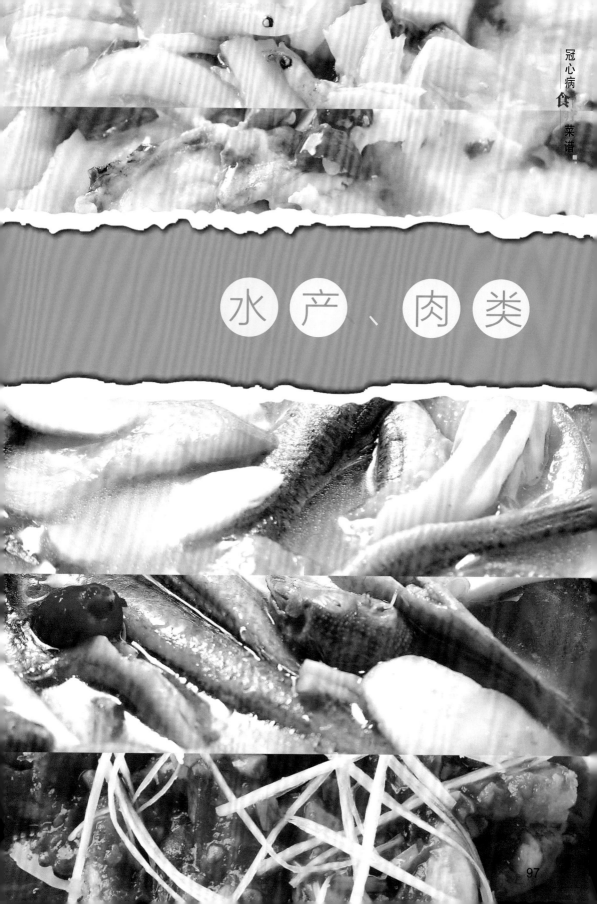

水产、肉类

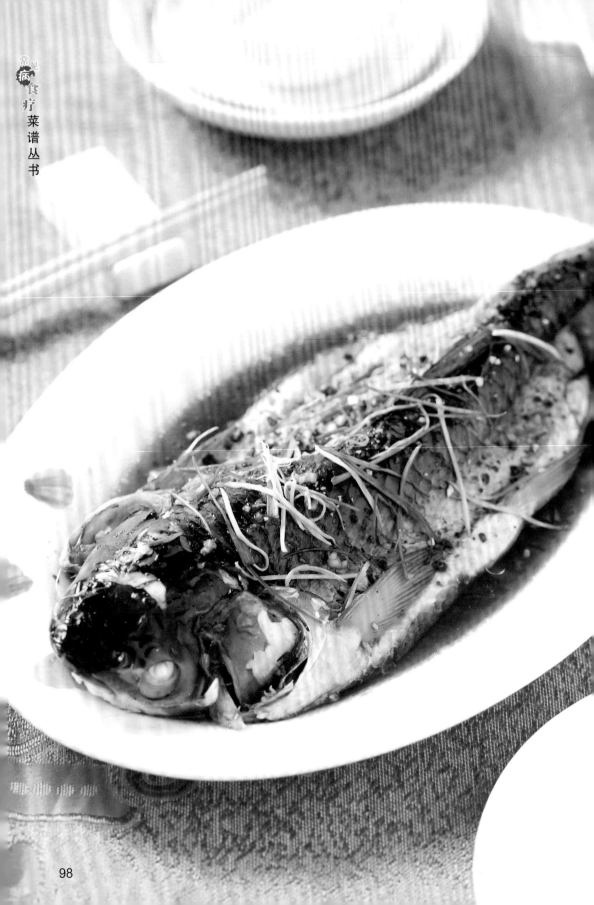

常吃水产品食物有利于心脏健康

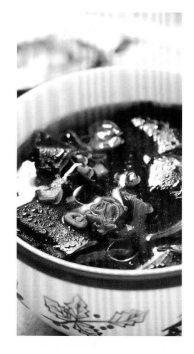
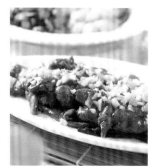
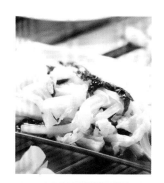
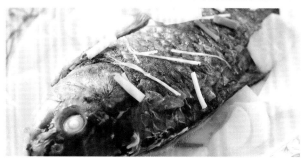

冠心病患者由于心肌缺血，白细胞会释放游离基损伤内皮细胞，导致血管中的白细胞的血小板活化、血管痉挛等症状。专家称进食一定量的鱼肉、鱼油等可预防和辅助治疗冠心病。

二十碳五烯酸（EPA）和二十二碳六烯酸（DHA）有明显的降血脂作用，能防止冠脉痉挛和动脉粥样硬化。EPA可使冠脉扩张、血小板解聚和改善血管通透性。EPA的主要来源是食物，少量由体内合成。水生动物如牡蛎、鲭鱼、大麻哈鱼、金枪鱼等海鱼及鱼肝油中EPA的含量十分丰富。DHA可降低血液中三酸甘油酯、胆固醇，还可预防血栓的形成。像黄花鱼、秋刀鱼、鳝鱼、带鱼等鱼类，DHA含量就比较高。

据报告，爱斯基摩人和北极地带的居民很少进食陆生动物的肉和奶，也很少进食植物性食品，他们主要的食物是鱼肉、鱼肠、鲸油及鱼的其他成分。据调查，他们的血胆固醇、甘油三酯、低密度脂蛋白含量普遍较低，而高密度脂蛋白的含量则较高。

在动脉粥样硬化和冠心病的一级和二级预防中，鱼肉、鱼油和EPA可能有极重要的意义，这也是近几十年来冠心病病因学研究的巨大进展。应用EPA和DHA，或进食一定量鱼肉、鱼油，可能是预防和治疗动脉硬化和冠心病的又一条新途径。

从这些资料来看，EPA的摄入和体内的EPA含量较高，可能是北极地带居民中动脉粥样硬化和冠心病发病率较低的重要原因。国外许多研究也都证实EPA在防治冠心病中的作用。

虾仁

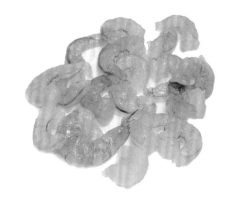

◆ **别名**：虾肉

◆ **食用性质**：味甘，性温

◆ **食疗成分**：镁

虾仁，选用活虾为原料，用清水洗净虾体，去掉虾头、虾尾和虾壳。剥壳后的纯虾肉即为虾仁。虾仁菜肴因为清淡爽口，易于消化，老幼皆宜，从而深受食客的欢迎。

营养功效

虾中含有丰富的镁，镁对心脏活动具有重要的调节作用，能很好地保护心血管系统，它可减少血液中胆固醇含量，防止动脉硬化，同时还能扩张冠状动脉，有利于预防高血压及心肌梗死。

中医认为，虾仁具有补肾壮阳、健脾开胃的功效，熟食能温补肾阳，凡久病体虚、短气乏力、面黄肌瘦者，可作为食疗补品，而健康人食之可强力健身。

虾营养丰富，所含蛋白质是鱼、蛋、奶的几倍到几十倍，还含有丰富的钾、碘、镁、磷等矿物质及维生素 A、氨茶碱等成分，且其肉质松软，易消化，对身体虚弱以及病后需要调养者是极好的食物。

虾的通乳作用较强，并且富含磷、钙，尤其对小儿、孕妇有补益功效。

饮食宜忌

一般人群均可食用，中老年人、孕妇、心血管病、肾虚阳痿、男性不育症、腰脚无力之人尤其适合食用。

宿疾者、正值上火之时不宜食虾；患过敏性鼻炎、支气管炎、反复发作性过敏性皮炎的老年人不宜吃虾；虾为动风发物，患有皮肤疥癣者忌食。

购存技巧

质量上乘的虾仁应是无色透明，手感饱满并富有弹性的。

虾仁应装入塑料袋或玻璃瓶中，保存于阴凉干燥通风处。

食用方法

在用滚水烫煮虾仁时，在水中放一根肉桂棒，既可以去虾仁腥味，又不影响虾仁的鲜味。

虾仁的营养价值很高，含有蛋白质、钙，而脂肪含量较低，配以笋尖、黄瓜，营养更丰富，有健脑、养胃、润肠的功效，适宜于儿童食用。

主料：豆腐300克，虾仁100克，鸡蛋50克。

辅料：盐、料酒、鸡汤、水淀粉、食用油、香油、葱、姜各适量。

虾仁豆腐

食疗菜例

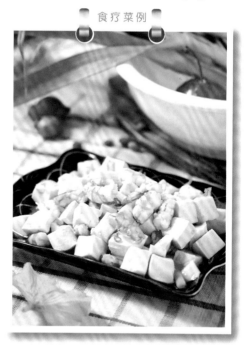

✲ 制作过程

◆ 1. 将豆腐切成方丁，用开水氽一下，滤干水分。

◆ 2. 将葱、姜分别切末；葱末、姜末、盐、料酒、鸡汤、水淀粉、香油放入碗中，调成料汁。

◆ 3. 将虾仁放入碗中，加盐、料酒、水淀粉、鸡蛋，搅拌均匀，炒锅内注入食用油烧热，放入虾仁炒熟。

◆ 4. 加入豆腐同炒，受热均匀后加入料汁，迅速翻炒，使料汁完全挂在主料上即可。

食疗分析 豆腐的蛋白质含量丰富，而且豆腐蛋白属于完全蛋白，营养价值较高，豆腐中丰富的大豆卵磷脂有益于神经、血管、大脑的发育生长。

饮食宜忌 适宜儿童、青少年食用。

虾仁西兰花麦片粥

食疗菜例

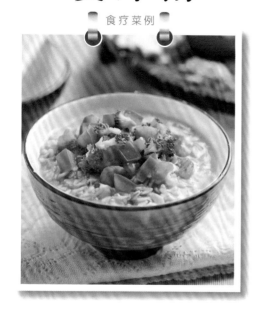

主料：燕麦片80克，西兰花、西红柿各20克。

辅料：虾仁20克，盐各适量。

✲ 制作过程

◆ 1. 将西红柿去皮，切成小块；虾仁洗净，切丁；西兰花氽水后切块。

◆ 2. 将锅置火上，锅内加燕麦片和适量水，中小火煮沸至粥稠。

◆ 3. 待麦片粥成，倒入西兰花块、虾仁丁和西红柿块，搅拌均匀，下盐调味即可。

食疗分析 西兰花的维生素C含量极高，不但有利于人的生长发育，更重要的是能提高人体免疫功能，促进肝脏解毒，增强人的体质，增加抗病能力。燕麦片对便秘有辅助疗效。

饮食宜忌 患有皮肤疥癣者忌食。

甲鱼

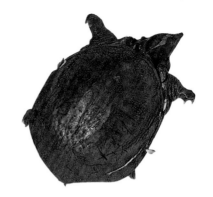

◆ **别名：** 鳖、水鱼、团鱼、鼋鱼

◆ **食用性质：** 味甘，性平

◆ **食疗成分：** 镁

甲鱼属卵生爬行动物，水陆两栖生活。甲鱼不但是餐桌上的美味佳肴，而且还是一种用途很广的滋补药品和中药材料，有清热养阴、平肝熄风、软坚散结等功效。

营养功效

甲鱼肉中含有镁等抵抗人体血管衰老的重要物质，有较好的净血作用，常食可以降低血胆固醇，对高血压、冠心病患者有益。

甲鱼属于高蛋白、低脂肪的食物，而且是含有多种维生素和微量元素的滋补珍品，能够增强身体的抗病能力及调节人体的内分泌功能。

中医认为，甲鱼"补劳伤，壮阳气，大补阴之不足"，具有滋阴凉血、补益调中、补肾健骨、散结消痞等功效。

食甲鱼对肺结核、贫血、体质虚弱等多种病患有一定的辅助疗效。

饮食宜忌

适宜体质衰弱、肝肾阴虚、骨蒸劳热、营养不良之人食用；适宜肺结核及肺外结核低烧不退之人食用；适宜慢性肝炎、肝硬化腹水、肝脾肿大、糖尿病，以及肾炎水肿之人食用。

孕妇及食欲不振、消化功能减退、产后虚寒、脾胃虚弱腹泻之人忌食，患有慢性肠炎、慢性痢疾、慢性腹泻便溏之人忌食。

购存技巧

好的甲鱼动作敏捷，腹部有光泽，肌肉肥厚，"鳖裙"边厚而向上翘，体外无伤病痕迹。购买时可把甲鱼翻转，若头腿活动灵活，很快能翻回来，即为质量较优的甲鱼。甲鱼必须买活的，千万不能图便宜买死甲鱼，甲鱼死后体内会分解大量毒物，容易引起食物中毒，即使冷藏也不可食用。

食用方法

甲鱼全身均可食用，特别是甲鱼四周下垂的柔软部分，称为"鳖裙"，其味道鲜美无比，别具一格，是甲鱼周身最鲜、最嫩、最好吃的部分。甲鱼肉极易消化吸收，产生的热量较高，营养极为丰富，一般多做成"甲鱼汤"饮用。

主料：甲鱼 500 克，香菇 30 克，枸杞子 10 克，红枣 10 克。

辅料：陈皮、姜、葱、食用油、料酒、生抽、蚝油、盐、水淀粉各适量。

香菇枸杞子蒸甲鱼

食疗菜例

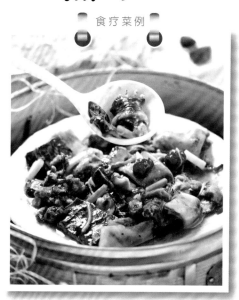

❈ 制作过程

◆ 1. 将甲鱼洗净，斩成件；香菇用清水泡发，切碎；枸杞子用清水浸泡；红枣洗净去核；姜切片，葱切段。

◆ 2. 将甲鱼用料酒、生抽、蚝油、盐拌匀，然后加入香菇、枸杞子、红枣、陈皮、姜片、葱段、食用油、水淀粉拌匀。

◆ 3. 将拌匀后的甲鱼铺入盘中，放入蒸笼中蒸约 30 分钟即可。

食疗分析 枸杞子具有降低血压、血脂和血糖的作用，能防止动脉粥样硬化，保护肝脏，抑制脂肪肝，促进肝细胞再生。香菇有补肝肾、健脾胃、益气血等功效。

饮食宜忌 脾胃寒湿气滞者忌食。

沙参玉竹甲鱼汤

食疗菜例

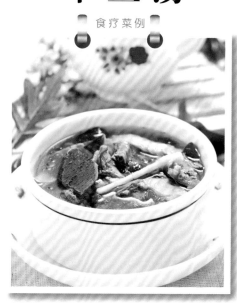

主料：甲鱼 500 克，沙参 25 克，玉竹 25 克。

辅料：桂圆肉 15 克，红枣、陈皮、盐各适量。

❈ 制作过程

◆ 1. 将甲鱼斩件，沙参、玉竹、陈皮、桂圆肉和红枣分别洗干净，红枣去核。

◆ 2. 沙锅内加入适量清水，先用大火煮至沸，然后放入甲鱼、沙参、玉竹、陈皮、桂圆肉、红枣，改用中火焖煮 2 小时，加入适量盐调味即可。

食疗分析 沙参味甘、微苦，性微寒，具有清肺化痰、养阴润燥、益胃生津的功效。玉竹味甘，性平，具有润肺滋阴、养胃生津等功效。

饮食宜忌 乏力消瘦者宜食用。

海参

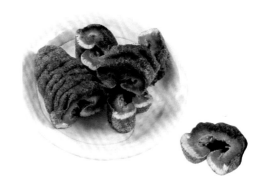

◆ **别名**：海男子、土肉、刺参

◆ **食用性质**：味甘、咸，性温

◆ **食疗成分**：氨基酸

> 海参是一种名贵海产动物，因补益作用类似人参而得名。海参肉质软嫩，营养丰富，是典型的高蛋白、低脂肪食物，滋味腴美，风味高雅，是久负盛名的名馔佳肴，是海味"八珍"之一，与燕窝、鲍鱼、鱼翅齐名。

营养功效

海参含胆固醇低，脂肪含量相对少，是典型的高蛋白、低脂肪、低胆固醇食物，对高血压、冠心病、肝炎等病人及老年人堪称食疗佳品，常食对治病强身很有益处。

海参的氨基酸中有一种叫精氨酸的物质，对冠心病患者的心功能有影响，常食海参具有预防和辅助治疗冠心病的作用。

海参中微量元素钒的含量居各种食物之首，可以参与血液中铁的输送，增强造血功能。

食用海参对再生障碍性贫血、糖尿病、胃溃疡等均有良效。

饮食宜忌

适宜虚劳羸弱、气血不足、营养不良及病后产后体虚之人食用，适宜肾阳不足、阳痿遗精、小便频数之人食用；适宜肝炎、肾炎、糖尿病、肝硬化腹水和神经衰弱者食用，适宜年老体弱者食用。

患急性肠炎、菌痢、感冒、咳痰、气喘及大便溏薄、出血兼有淤滞及湿邪阻滞的患者忌食。

购存技巧

优质海参参体为黑褐色，体表鲜亮，呈半透明状，参体内外膨胀均匀呈圆形状，肌肉薄厚均匀，内部无硬心，手持参的一头颤动有弹性，肉刺完整。

发好的海参不能久存，最好不超过3天，存放期间用凉水浸泡上，每天换水2～3次，不要沾油，或放入不结冰的冰箱中。如是干货保存，最好放在密封的木箱中，注意防潮。

食用方法

海参发好后适合于红烧、葱烧、烩等烹调方法。

水发好的海参应反复冲洗以除残留化学成分。

主料：水发海参 500 克，大葱 150 克。

辅料：清汤 100 毫升，姜、盐、味精、糖、水淀粉、酱油、料酒、花椒油、食用油各适量。

葱烧海参

食疗菜例

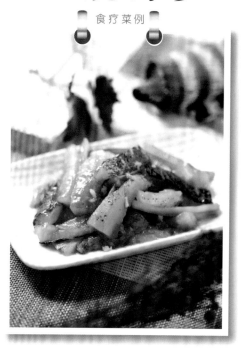

❋ 制作过程

◆ 1. 把海参处理干净切长条段，放开水锅里煮一下，倒出沥水。

◆ 2. 将大葱切成段，姜切成末。

◆ 3. 将锅置火上，放食用油烧热，放入大葱段和姜末煸炒出香味并发黄时，放上酱油、料酒、盐、味精、糖和清汤。

◆ 4. 煮沸后再放入海参段，用中小火煮透入味，用水淀粉勾芡，颠锅煮匀，淋花椒油即可。

食疗分析 葱中含有相当量的维生素 C，有舒张小血管、促进血液循环的作用，有助于防止血压升高所致的头晕，使大脑保持灵活和预防老年痴呆的作用。

饮食宜忌 适宜血友病患者及易出血之人食用。

猴头菇炖海参

食疗菜例

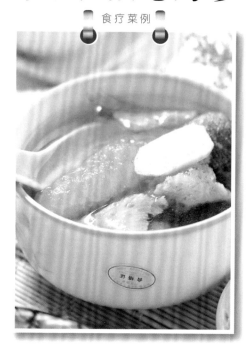

主料：猴头菇 200 克，水发海参 200 克。

辅料：姜、葱、料酒、盐、糖、胡椒粉、味精、淀粉各适量。

❋ 制作过程

◆ 1. 将猴头菇去杂后洗净，切片；姜切片；葱切末。

◆ 2. 将海参洗净，入开水锅余水后捞出，下炖盅，加水，倒入猴头菇片，加料酒、姜片、葱末、盐、胡椒粉、糖，煨炖 1 小时。

◆ 3. 加味精及淀粉适量，调匀后煮沸即可。

食疗分析 猴头菇含不饱和脂肪酸，能降低血胆固醇和甘油三酯含量，调节血脂，利于血液循环，是心血管疾病患者的理想食品。

饮食宜忌 对菌类食品过敏者慎用。

鳝鱼

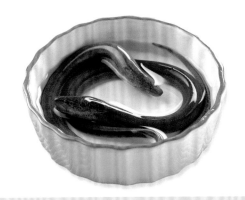

◆ **别名**：黄鳝、长鱼、海蛇

◆ **食用性质**：味甘，性温

◆ **食疗成分**：不饱和脂肪酸

古代医书《本经逢原》记载，"大力丸"的配方中的一味主药就是鳝鱼，因此人们认为多吃鳝鱼可以使人力大无穷。鳝鱼味鲜肉美，刺少肉厚，十分细嫩，风味独特。民间以小暑前后一个月的鳝鱼最为滋补味美，因此又有"小暑黄鳝赛人参"的说法。

营养功效

鳝鱼富含蛋白质、钙、磷、铁、尼克酸等多种营养成分，其钙、铁含量在常见的淡水鱼类中居第一位，还含有多种人体必需氨基酸和对人体有益的不饱和脂肪酸，对防治冠心病等心血管疾病有一定的作用。

鳝鱼所含的特有的"鳝鱼素"能降低血压和调节血糖，对糖尿病有很好的治疗效果，是糖尿病患者的食疗佳品。

鳝鱼含有的维生素A的数量远远超过了其他食物，可以增进视力，促进皮膜的新陈代谢，尤其适合眼疾患者食用。

鳝鱼富含DHA和卵磷脂，是构成人体各器官组织细胞膜的主要成分，而且是脑细胞不可缺少的营养成分。

饮食宜忌

特别适宜身体虚弱、气血不足、营养不良之人食用，风湿痹痛、四肢酸痛无力、糖尿病、高血脂、冠心病、动脉硬化者亦可多食。

鳝鱼动风，有瘙痒性皮肤病者忌食；支气管哮喘、淋巴结核、红斑性狼疮等应谨慎食用；另凡病属虚热，或热证初愈，痢疾，腹胀属实者不宜食用。

购存技巧

挑选鳝鱼时，以表皮柔软、颜色灰黄、肉质细致、闻起没有臭味者为佳。

鳝鱼最好现杀现烹，不要吃死鳝鱼。如果需要存放一两天时，可以买几条泥鳅跟鳝鱼一起放在盆里，这样可以保持鳝鱼鲜活的品质。

食用方法

鳝鱼肉味鲜美，骨少肉多，可炒、爆、炸、烧，可与鸡、鸭、猪等肉类清炖，其味更加鲜美，还可作为火锅原料。

将鳝鱼背朝下铺在砧板上，用刀背从头至尾拍打一遍，这样可使烹调时受热均匀，更易入味。鳝鱼肉紧，拍打时可用力大些。

主料：鳝鱼 250 克，节瓜 500 克，薏米 60 克。

辅料：芡实 30 克，香菇 15 克，姜、盐、味精各适量。

薏米节瓜鳝鱼汤

食疗菜例

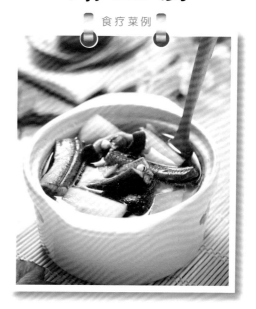

❈ 制作过程

◆ 1. 将节瓜刮皮，洗净，切大块；姜洗净切片；香菇洗净切块；薏米、芡实洗净。

◆ 2. 将鳝鱼剖洗干净，斩段，入沸水锅中稍煮，捞起，清水过冷。

◆ 3. 将鳝鱼、节瓜、薏米、芡实、香菇、姜片入炖盅，大火煮开，再改小火炖煮 1 小时，撒盐、味精调味即可。

食疗分析 节瓜有助利尿，消除身体积滞的水分，适合肾脏病、浮肿病、糖尿病患者食用，节瓜也适宜水脚气、痰喘等之病患作食疗。

饮食宜忌 适宜身体虚弱、气血不足之人食用。

豉汁蒸盘龙鳝

食疗菜例

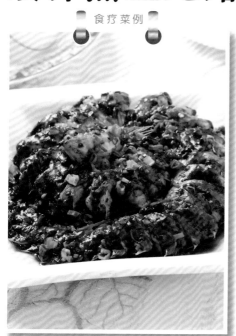

主料：鳝鱼 600 克。

辅料：豆豉汁、柱侯酱、生蒜蓉、炸蒜蓉、姜末、辣椒末、葱花、陈皮末、淀粉、食用油、老抽、胡椒粉、香油、盐各适量。

❈ 制作过程

◆ 1. 将鳝鱼剖净，用热水烫洗净，从头至尾在鳝背上切一刀，背骨断但腹不断，洗净滤干水分。

◆ 2. 将鳝鱼加生蒜蓉、炸蒜蓉、姜末、辣椒末、陈皮末、豆豉汁、盐、香油、老抽、淀粉拌匀。

◆ 3. 把调好味的鳝鱼摆放圆碟中，造盘龙形，加入柱侯酱，用大火蒸熟，取出，在鳝鱼上撒胡椒粉、葱花，淋热食用油即可。

食疗分析 鳝鱼是一种高蛋白、低脂肪的食物，中医认为，鳝鱼具有补气养血、温阳健脾、滋补肝肾、祛风通络等功效。

饮食宜忌 鳝鱼不宜于与狗肉、南瓜、菠菜、红枣同食。

鲫鱼

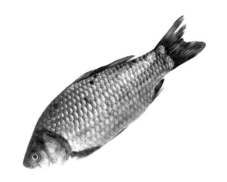

◆ **别名**：河鲫、鲋鱼、喜头、鲫瓜子

◆ **食用性质**：味甘，性平

◆ **食疗成分**：蛋白质

鲫鱼属鲤科、鲫属，是一种主要以植物为食的杂食性鱼，喜群集而行，择食而居。鲫鱼肉味鲜美，肉质细嫩，营养全面，高蛋白低脂肪，食之味鲜而不腻，略感甜味，是餐桌上常见的菜肴材料。

营养功效

鲫鱼所含的蛋白质质优、齐全、易于消化吸收，是肝肾疾病及心脑血管疾病患者的良好蛋白质来源，常食可增强抗病能力，肝炎、肾炎、高血压、心脏病、慢性支气管炎等疾病患者可经常食用。

鲫鱼有健脾利湿、和中开胃、活血通络、温中下气之功效，对脾胃虚弱、水肿、溃疡、气管炎、哮喘、糖尿病有很好的滋补食疗作用，产后妇女炖食鲫鱼汤，可补虚通乳。

鲫鱼汤不但味香汤鲜，而且具有较强的滋补作用，非常适合中老年人和病后虚弱者食用。

饮食宜忌

适宜慢性肾炎水肿、肝硬化腹水、营养不良性浮肿之人食用；适宜孕妇产后乳汁缺少之人食用；适宜脾胃虚弱、饮食不香之人食用；适宜痔疮出血、慢性久痢者食用。

感冒发热期间不宜多吃。

购存技巧

选购鲫鱼的时候要选新鲜的，鱼体光滑、整洁、无病斑、无鱼鳞脱落说明鱼是新鲜的，死的鲫鱼不要购买。

可用保鲜袋装好放入冰箱内保存。

食用方法

鲫鱼红烧、干烧、清蒸、氽汤均可，但以氽汤最为普遍。

鲫鱼冬令时节食之最佳，鲫鱼与豆腐搭配炖汤则是营养十分丰富的一道美菜。

如用陈皮和鲫鱼煮汤，有温中散寒、补脾开胃的功效，适宜胃寒腹痛、食欲不振、消化不良、虚弱无力等患者食用。

主料：鲫鱼 500 克，木瓜 300 克。

辅料：眉豆 150 克，银耳 50 克，猪脊骨 300 克，猪瘦肉 200 克，姜、鸡精、盐各适量。

木瓜眉豆鲫鱼汤

食疗菜例

❋ 制作过程

◆ 1. 将木瓜去皮、切件、去籽；鲫鱼剖好洗净；猪脊骨、猪瘦肉洗净，斩件；姜去皮。

◆ 2. 沙锅内放适量清水煮沸，放猪脊骨、猪瘦肉、鲫鱼，氽去血渍。

◆ 3. 沙锅内放入猪脊骨、猪瘦肉、鲫鱼、姜、眉豆、木瓜、银耳，加入适量清水，小火煲 2 小时，调入盐、鸡精即可。

食疗分析 木瓜果肉中含有的番木瓜碱具有缓解痉挛疼痛的作用，对腓肠肌痉挛有明显的治疗作用。

饮食宜忌 不适宜孕妇、过敏体质人士食用。

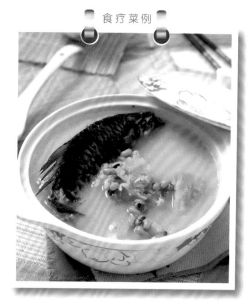

酿鲫鱼豆腐汤

食疗菜例

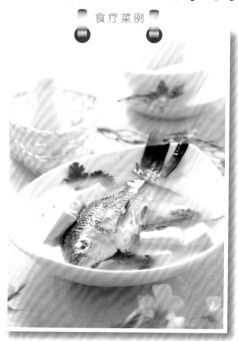

主料：鲫鱼 400 克，豆腐 200 克，猪瘦肉 50 克。

辅料：食用油、葱、姜、蒜、香菜、盐、高汤、味精、料酒各适量。

❋ 制作过程

◆ 1. 将猪瘦肉剁成肉末，制成猪肉馅；葱、姜、蒜分别切末。

◆ 2. 将豆腐切成骨牌块，用开水烫一下；鲫鱼宰杀洗净，两面都剞上花刀。

◆ 3. 将猪肉馅和葱末、姜末、盐、料酒拌匀，酿入鱼肚内。

◆ 4. 炒锅上加食用油火烧热，用葱末、姜末、蒜末炝锅，加入高汤，汤开后放入鱼和豆腐，加适量的盐，用大火炖，鱼熟后放入味精调味，放入香菜即可。

食疗分析 豆腐中含有的大豆蛋白能恰到好处地降低人体血脂，保护血管细胞，预防心血管疾病。

饮食宜忌 鲫鱼不宜与猪肝同食。

带鱼

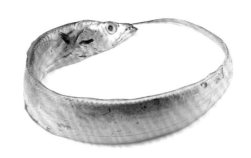

◆ **别名**：刀鱼、裙带鱼、牙带

◆ **食用性质**：味甘、咸，性温

◆ **食疗成分**：镁、不饱和脂肪酸

带鱼因身体扁长似带而得名，以舟山所产为最佳。我国沿海均产，以东海产量最大，南海产量较少，浙江、山东沿海是产量较多的两个海区。带鱼肉肥刺少，味道鲜美，营养丰富，鲜食、腌渍、冷冻均可。

营养功效

带鱼含有丰富的镁元素，对心血管系统有很好的保护作用，有利于预防冠心病、高血压等心血管疾病。

带鱼的脂肪含量高于一般鱼类，且多为不饱和脂肪酸，这种脂肪酸的碳链较长，具有降低胆固醇的作用。

常吃带鱼还可治疗毛发脱落、皮肤发炎等症。女性常吃，能促进肌肤光滑润泽，使长发乌黑，面容更加靓丽。

饮食宜忌

适宜久病体虚、血虚头晕、气短乏力、食少羸瘦、营养不良之人食用，皮肤干燥之人亦适宜食用。

带鱼属动风发物，凡患有疥疮、湿疹等皮肤病或皮肤过敏者忌食；癌症患者及红斑性狼疮之人忌食；痈疖疔毒和淋巴结核、支气管哮喘者亦忌食。

购存技巧

挑选新鲜带鱼主要有三看：一看眼睛，眼睛鼓鼓的，发着亮光的，一般比较新鲜，眼睛浑浊的就不太新鲜；二看腮，腮呈紫红色，没有黏液的是新鲜的；三看肚子，肚子鼓鼓的，是新鲜的，如果肚子有明显的凹陷，就不太新鲜了。

将买来的带鱼洗干净，控干水分，切成小段，然后抹上少许盐放入冰箱冷冻，这样既可以使带鱼入味，又可以保存较长的时间。

食用方法

带鱼腥气较重，故比较适宜红烧、糖醋。

鲜带鱼与木瓜同食，对产后少乳、外伤出血等症具有一定的疗效。

主料：带鱼500克。

辅料：葱、姜、蒜、花椒、料酒、酱油、香油各适量。

清蒸带鱼

食疗菜例

❋ 制作过程

◆ 1. 把带鱼切成块状，洗净，然后在两面剞十字花刀，切段。

◆ 2. 将葱、姜、蒜、花椒分别切末。

◆ 3. 将带鱼块装盘，放上葱末、姜末、蒜末、花椒末、料酒、酱油等调味料，上蒸笼蒸15分钟。

◆ 4. 蒸熟的带鱼出笼，淋香油即可。

食疗分析 带鱼富含蛋白质、脂肪，并含钙、磷、铁、碘及维生素A、B族维生素等营养素。姜含有的成分能够促进血液循环，振奋胃功能，具有一定的健胃、止痛、发汗、解热的作用。

饮食宜忌 长痘痘者应少食用。

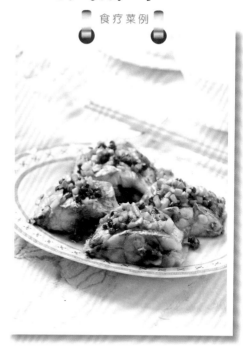

木瓜带鱼

食疗菜例

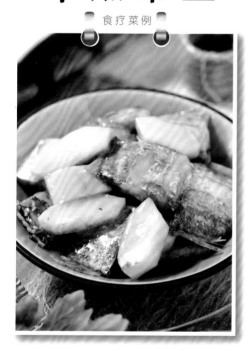

主料：生木瓜400克，鲜带鱼350克。

辅料：葱、姜、醋、盐、酱油、料酒、味精各适量。

❋ 制作过程

◆ 1. 将带鱼宰杀洗净，切成段。

◆ 2. 生木瓜洗净，去皮和籽，切成块；姜切片；葱切末。

◆ 3. 将锅置火上，加入清水适量，放入带鱼块、木瓜块、葱末、姜片、醋、酱油、料酒焖煮。

◆ 4. 焖煮至熟时，放入盐、味精调味即可。

食疗分析 带鱼富含多种氨基酸、不饱和脂肪酸、钙、铁、镁、磷等多种营养素，具有润泽肌肤、养生健美的功效。木瓜具有消食、驱虫、清热、祛风的功效。

饮食宜忌 适宜皮肤干燥之人食用。

草鱼

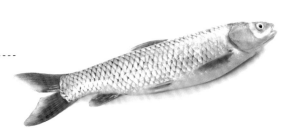

◆ **别名**：鲩鱼、草鲩、草青

◆ **食用性质**：味甘，性温

◆ **食疗成分**：不饱和脂肪酸

草鱼属鲤科雅罗鱼亚科草鱼属，与青鱼、鳙鱼、鲢鱼并称为我国四大淡水鱼。其体较长，略呈圆筒形，腹部无棱。草鱼背鳍和臀鳍均无硬刺，背鳍和腹鳍相对。其体呈茶黄色，背部青灰略带草绿。

营养功效

草鱼含有丰富的不饱和脂肪酸，对血液循环有利，是心血管疾病患者的良好食物。

草鱼含有丰富的硒元素，经常食用有抗衰老、养颜的功效，而且对肿瘤也有一定的防治作用。

对于身体瘦弱、食欲不振者来说，草鱼肉嫩而不腻，可以开胃、滋补。

饮食宜忌

一般人群均可食用，尤其适宜虚劳、风虚头痛、肝阳上亢、高血压、头痛、久疟等疾病患者食用。

不宜过多食用，若吃得太多，有可能诱发各种疮疥。

购存技巧

买草鱼一般挑选体型较大的为好，大一点的草鱼肉质比较紧密，较小的草鱼肉质太软，口感不佳。一般以活鱼最好，鱼鳃鲜红、鱼鳞完整、鱼眼透亮的则新鲜度较好。

在鱼的身上，内脏最先容易腐坏，所以必须先将草鱼宰杀处理，刮除鱼鳞，去除鱼鳃、内脏，清洗干净，然后按照烹饪需要，分割成鱼头、鱼身和鱼尾等部分，用厨房纸抹干鱼的表面水分，分别装入保鲜袋，入冰箱保存。一般冷藏保存，必须两天之内食用，冷冻保存，可两周内食用。冷冻保存后食用，从冰箱取出后室温下自然解冻为佳。

食用方法

草鱼与豆腐同食，具有补中调胃、利水消肿的功效；对心肌及儿童骨骼生长有特殊作用，可作为冠心病、血脂较高、小儿发育不良、水肿、肺结核、产后少乳等患者的食疗菜肴。

草鱼要新鲜，煮时火候不能太大，以免把鱼肉煮散。

民间将草鱼与油条、蛋、胡椒粉同蒸，可益眼明目，适合老年人温补健身。

鱼胆有毒不能吃。

主料：草鱼肉 150 克。

辅料：火腿、猪瘦肉、红辣椒、姜、韭菜叶、食用油、盐、味精、料酒、水淀粉、清汤、淀粉、樱桃各适量。

蒸酿草鱼

食疗菜例

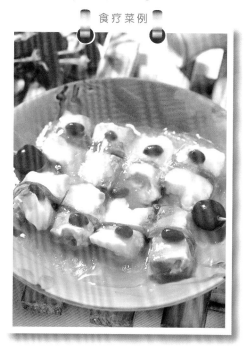

❉ 制作过程

◆ 1. 将猪瘦肉剁成肉糜；红辣椒、姜切粒，把猪肉糜和红辣椒粒、姜粒混合，调入料酒、盐、味精、淀粉拌匀成馅。

◆ 2. 将韭菜叶汆熟，草鱼肉、火腿切片，将馅酿入火腿片内，用鱼片盖上，再用韭菜叶从中间捆起来，摆入碟内，蒸 7 分钟至熟。

◆ 3. 锅内下食用油烧热，注入清汤，加盐、味精，用水淀粉勾芡，淋在鱼块上，用樱桃装饰即可。

食疗分析 常食用草鱼有抗衰老、养颜的功效。韭菜含有挥发性精油及硫化物等成分，有助于疏调肝气、增进食欲、增强消化功能。

饮食宜忌 适宜虚劳之人食用。

白果炒草鱼丁

食疗菜例

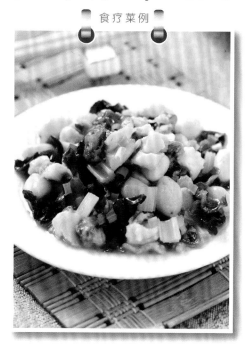

主料：白果 70 克，水发黑木耳 75 克，草鱼 500 克。

辅料：芹菜 50 克，鸡蛋清、葱、姜、高汤、味精、水淀粉、盐、碱、食用油、料酒各适量。

❉ 制作过程

◆ 1. 将草鱼宰杀洗净，取净鱼肉剞十字花刀，切丁，先用碱水浸泡片刻，再用水冲净，加盐、味精、料酒、鸡蛋清、水淀粉抓匀稍腌。

◆ 2. 将葱切花，姜切末，芹菜切粒，白果泡发。

◆ 3. 坐锅点火，注入食用油烧至五成热，下鱼肉丁、白果滑透。

◆ 4. 加葱花、姜末，一起炒出香味，加入芹菜粒、水发黑木耳继续炒，烹入料酒，加高汤、盐、味精，用水淀粉勾芡即可。

食疗分析 草鱼具有暖胃和中、平降肝阳、祛风、益明眼目之功效。经常食用白果可扩张微血管，有助于促进血液循环。

饮食宜忌 适宜高血糖、缺铁性贫血者食用。

鲤鱼

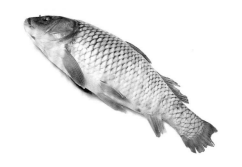

◆ **别名**：龙门鱼、鲤拐子、赤鲤

◆ **食用性质**：味甘，性平

◆ **食疗成分**：不饱和脂肪酸

鲤鱼因鱼鳞上有十字纹理而得名。鲤鱼体态肥肚，肉质细嫩，产于我国各地淡水河湖、池塘，一年四季均产，但以2~3月产的最肥。逢年过节，餐桌上都少不了鲤鱼，因其名有"年年有余"、"鱼跃龙门"之意，可增添喜庆气氛。

营养功效

鲤鱼的脂肪多为不饱和脂肪酸，能降低胆固醇，可以防治动脉硬化、冠心病，因此，多吃鲤鱼可以健康长寿。

鲤鱼的蛋白质不但含量高，而且质量也佳，人体对其消化吸收率可达96%，并能供给人体必需的氨基酸、矿物质、维生素A和维生素D。

饮食宜忌

适宜肾炎水肿、黄疸肝炎、肝硬化腹水、心脏性水肿、营养不良性水肿、脚气浮肿、咳喘者之人食用，同时适宜妇女妊娠水肿、胎动不安、产后乳汁缺少之人食用。

凡患有恶性肿瘤、淋巴结核、红斑性狼疮、支气管哮喘、小儿疳腮、血栓闭塞性脉管炎、痈疽疔疮、荨麻疹、皮肤湿疹等疾病之人均忌食；同时鲤鱼是发物，素体阳亢及疮疡者慎食。

购存技巧

选购鲤鱼时，首先，要挑选活跃新鲜的鲤鱼。其次，看鱼的身形。同一种鱼，鱼体扁平、紧实，多为肠脏少、出肉多的鱼；反之，腹膨体宽，行动迟缓，则多为子多油厚、肠脏臃积的鱼，出肉自然不多。

在鲤鱼的鼻孔里滴一两滴白酒，然后把鲤鱼放在通气的篮子里，上面盖一层湿布，在两三天内鲤鱼不会死去。

食用方法

鲤鱼的烹调方法较多，以红烧、干烧、糖醋为主。

鲤鱼鱼腹两侧各有一条同细线一样的白筋，去掉白筋可以除腥味。在靠鲤鱼鳃部的地方切一个小口，白筋就显露出来了，用镊子夹住，轻轻用力，即可抽掉。

主料：萝卜 400 克，鲤鱼 600 克。

辅料：姜、葱、蒜、酱油、料酒、食用油、高汤、糖、盐、香油、胡椒粉各适量。

萝卜炖鲤鱼

食疗菜例

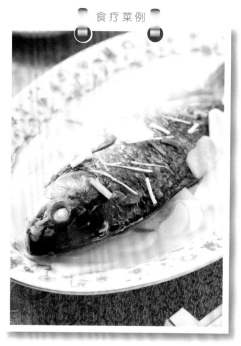

❈ 制作过程

◆ 1. 将鲤鱼宰净，放入盐、料酒、酱油和胡椒粉腌渍入味，将腌好的鲤鱼放入烧热的食用油锅中煎透。

◆ 2. 将萝卜切成厚片，葱切段，姜切丝，蒜切片。

◆ 3. 取炖锅一只，将萝卜片放入锅的底部，鲤鱼放在萝卜片上。

◆ 4. 炒锅置于大火上，放入食用油烧热，用葱段、姜丝和蒜片爆香，加入高汤、糖和盐煮沸，倒入炖锅内，将炖锅置于大火上煮沸后，改用小火炖至鲤鱼熟透，撒入味精，淋香油即可。

食疗分析 萝卜含芥子油、淀粉酶和膳食纤维，具有促进消化、增强食欲、加快胃肠蠕动和止咳化痰的作用。

饮食宜忌 萝卜忌与人参、西洋参同食。

当归焖鲤鱼

食疗菜例

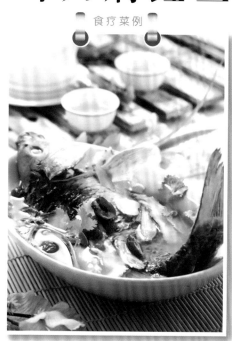

主料：鲤鱼 600 克。

辅料：当归 10 克，红枣 50 克，枸杞子 25 克，盐、香菜各适量。

❈ 制作过程

◆ 1. 将鲤鱼从腮部挖开，掏出内脏，洗净待用；把红枣、枸杞子洗净。

◆ 2. 把当归、红枣、枸杞子、鲤鱼一起放入锅内，

◆ 3. 焖煮 2 小时加盐，撒上香菜即可。

食疗分析 当归有抗血小板凝集和抗血栓作用，并能促进血红蛋白及红细胞的生成，当归对实验性四氯化碳引起的肝损伤有保护作用，并能促进肝细胞再生和恢复肝脏功能的作用。

饮食宜忌 热盛出血患者禁服，湿盛中满及大便溏泄者慎服。

紫菜

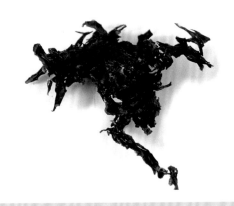

◆ **别名**：索菜、子菜、甘紫菜、海苔

◆ **食用性质**：味甘、咸，性寒

◆ **食疗成分**：植物纤维、不饱和脂肪酸

紫菜属红藻类植物，生长在浅海岩礁上，颜色分红紫、绿紫和黑紫 3 种，干燥后均呈紫色，因可入菜而得名紫菜。自汉代以来我国就有食用紫菜的记载，它一直被视为珍贵海味之一，味道极为鲜美，深受人们喜爱。

营养功效

紫菜中含有较丰富的植物纤维，有利于保持肠道健康和减少人体对有害胆固醇的吸收，其所含的不饱和脂肪酸也有利于降低胆固醇，对于防治冠心病等心血管疾病有一定的作用。

紫菜含有一定量的甘露醇，可作为治疗水肿的辅助食品，对防治肾功能衰竭也有一定作用。

紫菜富含胆碱和钙、铁，能增强记忆，治疗妇幼贫血，促进骨骼、牙齿的生长和保健。

紫菜营养丰富，含碘量很高，可用于治疗因缺碘引起的"甲状腺肿大"，紫菜有软坚散结功能，对其他郁结积块也有作用。

紫菜所含的多糖具有明显增强细胞免疫和体液免疫功能，可促进淋巴细胞转化，提高机体的免疫力。

饮食宜忌

尤其适合甲状腺肿大、水肿、慢性支气管炎、咳嗽、瘿瘤、淋病、脚气、高血压、

肺病初期和各类肿块、增生的患者食用。

消化功能不好、素体脾虚者少食。

购存技巧

选购紫菜时，以表面光滑滋润，呈紫褐色或紫红色，有光泽，片薄，大小均匀，入口味鲜不咸，有紫菜特有的清香，质嫩体轻，身干，无杂质者为上品。而片厚而发黄绿色，色暗淡，有杂物，味带海水腥味者为次品。

紫菜容易反潮变质，所以应先把它放进食品袋中，然后放在低温干燥处保存。

食用方法

一般家庭多用水洗净泡发后的紫菜沏汤，其实紫菜的吃法还有很多，如凉拌、炒食、制馅、炸丸子、脆爆，作为配菜或主菜可与鸡蛋、肉类、冬菇、豌豆尖和胡萝卜等搭配做菜。

食用前用清水泡发，并换 1～2 次水以清除污染、毒素。

主料：紫菜60克，熟猪瘦肉、水发香菇、胡萝卜、水发笋干各30克，豌豆苗100克。

辅料：高汤1000毫升，胡椒粉、盐、香油各适量。

五色紫菜汤

食疗菜例

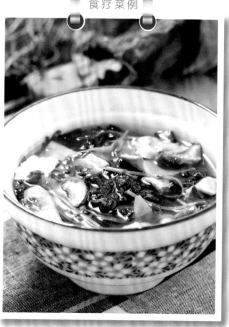

❀ **制作过程**

◆ 1. 将胡萝卜切菱形片，熟猪瘦肉切薄片，香菇切片，紫菜泡发洗净，豌豆苗洗净。

◆ 2. 将豌豆苗在沸水锅中汆一下，捞起放入汤碗，紫菜摆在豌豆苗上。

◆ 3. 热锅倒入高汤，放熟猪瘦肉片、水发笋干、水发香菇、胡萝卜片，稍煮片刻，放盐、胡椒粉调味，淋上香油，倒入盛有紫菜和豌豆苗的汤碗中即可。

食疗分析 豌豆苗含钙质、B族维生素、维生素C和胡萝卜素，有利尿、止泻、消肿、止痛和助消化等作用。

饮食宜忌 心血管病患者尤其适宜食用。

白菜丝拌紫菜

食疗菜例

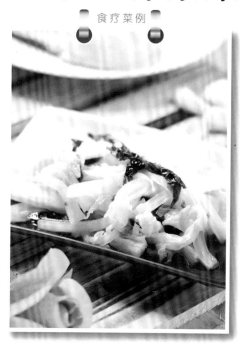

主料：白菜500克，紫菜15克，蒜25克。

辅料：食用油、盐、醋、味精、香油各适量。

❀ **制作过程**

◆ 1. 取白菜嫩叶切成丝，放入开水汆水后捞出，用冷水过凉，捞出挤去水分。

◆ 2. 将紫菜放温水里浸泡片刻，撕成小块，取出沥水备用；蒜剁成蒜末。

◆ 3. 将锅置火上，放食用油烧至五成热时，放入蒜末煸炒出香味，出锅倒在碗里，加上盐、醋、味精、香油拌匀成味汁。

◆ 4. 将白菜丝和紫菜放在大碗里，加调好的味汁调拌均匀，装盘上桌即可。

食疗分析 白菜中含有丰富的维生素C、维生素E，多吃白菜，可以起到很好的护肤和养颜效果。

饮食宜忌 气虚胃寒者忌多吃。

海带

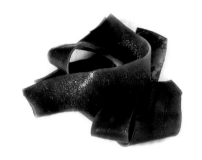

◆ **别名**：昆布、江白菜、纶布、海昆布

◆ **食用性质**：味咸，性寒

◆ **食疗成分**：优质蛋白质、不饱和脂肪酸

海带是一种在低温海水中生长的大型海生褐藻植物，我国北部沿海及朝鲜、日本和俄罗斯连接太平洋的沿岸地区多有分布。海带主要是自然生长，也有人工养殖，多以干制品行销于市，素有"长寿菜"、"海上之蔬""含碘冠军"的美誉。

营养功效

海带中的优质蛋白质和不饱和脂肪酸，对心脏病、糖尿病、高血压有一定的防治作用。

海带中含有大量的甘露醇，而甘露醇具有利尿消肿的作用，对防治肾功能衰竭、老年性水肿、药物中毒等有一定的辅助作用。

海带中含有大量的碘，碘是甲状腺合成的主要物质，如果人体缺少碘，就会患上甲状腺机能减退症，所以，海带是甲状腺机能低下者的最佳食品。

海带胶质能促使体内的放射性物质随同大便排出体外，从而减少放射性物质在人体内的积聚，也减少了人体关于放射性疾病的发生几率。

饮食宜忌

一般人均可食用，尤其适宜缺碘、甲状腺肿大、肾功能衰竭、高血压、高血脂、冠心病、糖尿病、动脉硬化、骨质疏松、营养不良性贫血以及头发稀疏者食用。

购存技巧

购买海带时，首先看其表面是否有白色粉末状附着，海带所含的碘和甘露醇呈白色粉末状附在海带表面，没有任何白色粉末的海带质量较差。其次，观察海带以叶宽厚、色浓绿或紫中微黄、无枯黄叶者为上品。

将海带密封后，放在通风干燥处，就可以保存很长时间。

食用方法

海带是一种味道可口的食品，既可凉拌，又可做汤。但食用前，应当先洗净，再浸泡，然后将浸泡的水和海带一起下锅做汤食用。这样可避免溶于水中的甘露醇和某些维生素被丢弃不用，从而保存了海带中的有效成分。

把成团的干海带打开放在笼屉里隔水干蒸半小时左右，然后用清水浸泡一夜。用这种方法处理后的海带做成菜看又脆又嫩，用它来炖、炒、凉拌，都柔软可口。

主料：海带 60 克。

辅料：山楂 30 克，橘皮 30 克，葱、盐各适量。

山楂橘皮海带汤

食疗菜例

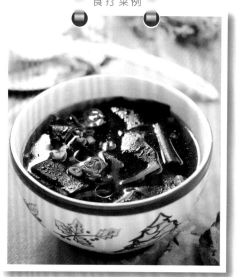

❀ **制作过程**

◆ 1. 将海带用清水泡发，洗净切块；山楂、橘皮洗净备用；葱切花。

◆ 2. 将锅置火上，锅中入清水，放海带、山楂、橘皮一起煮 20 分钟，加盐调味，撒上葱花即可。

食疗分析 海带的主要营养成分为蛋白质、褐胶酸、纤维素、氨基酸、维生素、钾、钙等，具有软坚化痰、祛湿止痒、清热行水的功效。

饮食宜忌 胃酸过多者不宜食用。

银芽海带丝

食疗菜例

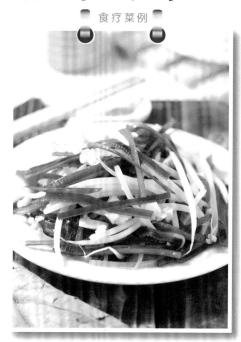

主料：绿豆芽 100 克，海带丝 60 克，红辣椒50 克。

辅料：蒜、醋、糖、盐、香油各适量。

❀ **制作过程**

◆ 1. 将海带丝洗净，放入开水中煮熟，捞出，浸入凉开水中，待凉切段；红辣椒洗净，切丝；蒜去皮，切末。

◆ 2. 将绿豆芽洗净，放入开水中余烫，捞出，立即浸入凉开水中，待凉加醋腌拌，5 分钟后沥干水分备用。

◆ 3. 将海带丝、绿豆芽装在碗中，加红辣椒丝、糖、盐、香油、蒜末搅拌均匀即可。

食疗分析 绿豆芽的热量很低，而水分和纤维素含量很高，常吃豆芽，可以达到减肥的目的。红辣椒具有强烈的促进血液循环的作用，可以改善怕冷、冻伤、血管性头痛等症状。

饮食宜忌 心血管疾病患者及减肥者宜食。

羊肉

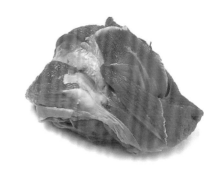

◆ **别名**：羖肉、羝肉、羯肉

◆ **食用性质**：味甘，性热

◆ **食疗成分**：蛋白质

羊肉是指从羊身上得出的肉，是我国人民食用的主要肉类之一。羊肉肉质与牛肉相似，但肉味较浓，比猪肉的肉质细嫩，而胆固醇含量则比猪肉少。冬季食用羊肉，可起到进补和防寒的双重效果。

营养功效

羊肉含有丰富的蛋白质，其含量较猪肉和牛肉都高，胆固醇含量也较少，肉块中的肥油很容易从瘦肉中剥离，食用时可以控制热量水平，是冠心病患者补充蛋白质和热量的好食材。

中国传统中医认为，羊肉可温补肝肾，可用于治疗肾阳虚所致的腰膝酸软冷痛、阳痿等症。李时珍在《本草纲目》中说："羊肉能暖中补虚，补中益气，开胃健身，益肾气，养胆明目，治虚劳寒冷，五劳七伤。"

羊肉能增加消化酶，对保护胃壁，修复胃黏膜有一定作用，可帮助脾胃消化。

羊肉有益血、补肝、明目之功效，对治疗产后贫血、肺结核、夜盲症、白内障、青光眼等疾病有很好的效果。

饮食宜忌

适宜体虚胃寒者食用。

发热、牙痛、口舌生疮、咳吐黄痰等上火症状者不宜食用，肝病、高血压、急性肠炎或其他感染性疾病亦不宜食用。

购存技巧

优质羊肉的肉质色泽淡红、肌肉发散、肌纤维较细短，肉不黏手，质地坚实，脂肪呈白色或微黄色，质地硬而脆。

鲜羊肉的保存方法最好是剔骨后用塑料薄膜紧紧地包裹起来，排除空气，放入冰箱冷藏。另外，羊肉如果反复解冻、急冻就会产生浓重的膻味，应避免这样做。

食用方法

羊肉有比较大的膻味，想要祛除羊肉的膻味，可将羊肉与扎了洞的萝卜同煮，然后捞出羊肉，再进行烹制，或是在煮羊肉时，每500克羊肉加入剖开的甘蔗100克，既可除去羊肉的膻味，又可增加羊肉的鲜味。

吃羊肉后不宜马上饮茶，因为羊肉中含有丰富的蛋白质，而茶叶中含有较多的鞣酸，吃完羊肉后马上饮茶，会产生一种叫鞣酸蛋白质的物质，容易引发便秘。

主料：羊瘦肉 500 克，莲子 100 克，黑豆 150 克。
辅料：陈皮、盐各适量。

莲子黑豆煲羊肉

食疗菜例

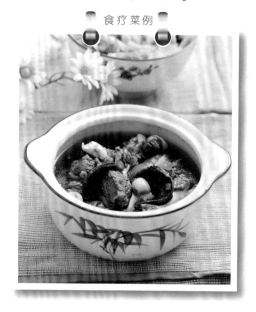

❋ 制作过程

◆ 1. 将黑豆放入铁锅中，干炒至豆衣裂开，再洗干净，晾干水，备用。
◆ 2. 将莲子、陈皮和羊瘦肉分别洗干净，羊瘦肉斩件，备用。
◆ 3. 将羊肉、黑豆、莲子、陈皮放入瓦煲内，加适量清水，先用大火熬煮至水沸，然后改用中火熬煮 3 小时，加盐调味即可。

食疗分析 莲子中所含的棉子糖，是老少皆宜的滋补品，对于久病、产后或老年体虚者，更是常用营养佳品。黑豆皮为黑色，含有花青素，花青素是很好的抗氧化剂来源，能清除体内的自由基。

饮食宜忌 适宜妊娠腰痛、腰膝酸软、产后中风、四肢麻痹者食用。

鱼羊炖时蔬

食疗菜例

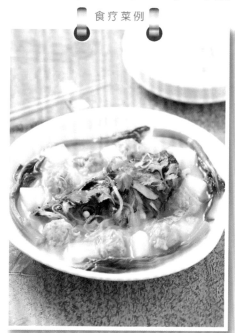

主料：羊瘦肉 150 克，鱼头 300 克。
辅料：油菜心、萝卜、鸡蛋、粉丝、盐、料酒、胡椒粉、鸡精、淀粉、香菜、食用油、葱、姜各适量。

❋ 制作过程

◆ 1. 将鱼头入五成热食用油锅略炸，捞出，沥干油。
◆ 2. 羊瘦肉剁成肉糜，加盐、料酒、胡椒粉、鸡蛋、淀粉搅拌均匀，制成肉丸。
◆ 3. 将油菜心、萝卜、香菜分别洗净切好，葱切丝，姜切丝。
◆ 4. 坐锅点火，注入适量食用油，放葱丝、姜丝煸炒，放入鱼头，烹料酒，加清水大火煮沸，再放入萝卜，挤入肉丸。
◆ 5. 中火炖煮片刻加盐、鸡精、胡椒粉调味，放入油菜心和粉丝炖煮至熟，撒香菜即可。

食疗分析 鱼头含有丰富的不饱和脂肪酸和胶原蛋白，可增强记忆。

饮食宜忌 瘙痒性皮肤病以及有内热者应忌食。

牛肉

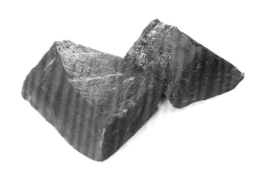

◆ **别名**：黄牛肉、水牛肉

◆ **食用性质**：味甘，性平

◆ **食疗成分**：蛋白质、多种氨基酸

牛肉是人类的第二大肉类食品，仅次于猪肉。牛肉富含蛋白质，而脂肪含量低，味道鲜美，深受人们喜爱，享有"肉中骄子"的美称。

营养功效

牛肉富含蛋白质，其 100 克牛肉中含蛋白质 20.1%，比猪肉和羊肉在同等重量下所含蛋白质的比例都多，而且牛肉中脂肪和胆固醇含量都较低，非常适宜患有冠心病或其他心血管疾病的患者食用以补充营养。

牛肉氨基酸组成比猪肉更接近人体需要，能提高机体抗病能力，在补充失血、修复组织等方面特别适宜，寒冬食牛肉可暖胃，是该季节的补益佳品。

牛肉有补中益气、滋养脾胃、强健筋骨、化痰息风、止渴止涎之功效。

水牛肉能安胎补神，黄牛肉能安中益气、健脾养胃、强筋壮骨。

饮食宜忌

适合生长发育、术后、病后、中气下隐、气短体虚、筋骨酸软、贫血者食用。

感染性疾病、肝病、肾病者慎食；黄牛肉为发物，患疮疥湿疹、痘痧、瘙痒者慎用。

购存技巧

分辨牛肉是否新鲜很简单。凡色泽鲜红而有光泽，肉纹幼细，肉质与脂肪坚实，无松弛之状，用尖刀插进肉内拔出时感到有弹性，肉上的刀口随之紧缩的，就是新鲜的牛肉。如发觉色泽呈现紫红色的，那就是变质的牛肉。

牛肉可放入保鲜盒中再放入冰箱冷藏保存。

食用方法

老年人将牛肉与仙人掌同食，可起到抗癌止痛、提高机体免疫功能的效果。

牛肉加红枣炖服，则有助于肌肉生长和促进伤口愈合。

牛肉浓汁：牛肉 500 ～ 1000 克，切成小块，加水适量，用小火煮成浓汤，加盐调味，适时饮用。牛肉为补益脾胃之品，熬成浓汁，其滋养性尤强。适用于脾胃虚弱，营养不良，面浮足肿，小便短少，或脾胃阴虚，消渴多饮。

主料：牛里脊肉 300 克，椰蓉 50 克。

辅料：盐、料酒、葱、姜、黄酱、糖、食用油、酱油、鸡汤、香油各适量。

椰蓉牛肉

食疗菜例

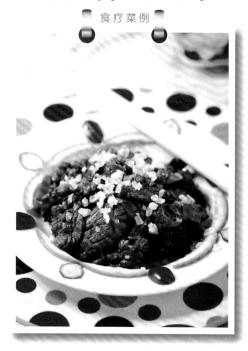

❊ 制作过程

◆ 1. 将牛里脊肉切成块，加盐、料酒拌匀，上笼蒸 1 小时，取出放凉。

◆ 2. 将葱、姜分别洗净，切末。

◆ 3. 将锅置火上，入食用油烧热，放入姜末、葱末、黄酱、糖、酱油、料酒、鸡汤，用小火将黄酱炒至发黏至枣红色时加入牛肉块，翻炒均匀，淋入香油，撒上椰蓉即可。

食疗分析 椰子含有糖类、脂肪、蛋白质、B 族维生素、维生素 C 及微量元素钾、镁等，能够有效地补充人体所需的营养成分，提高机体的抗病能力。

饮食宜忌 病毒性肝炎、脂肪肝、支气管哮喘慎食。

茶树菇蒸牛肉

食疗菜例

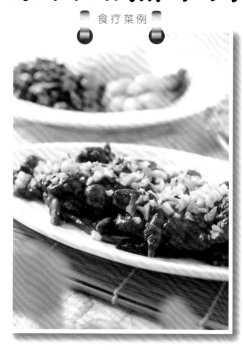

主料：牛肉 600 克，茶树菇 30 克。

辅料：盐、料酒、蒜、姜、胡椒粉、蚝油、水淀粉各适量。

❊ 制作过程

◆ 1. 将牛肉切薄片，蒜剁成蒜蓉，姜切末。

◆ 2. 将牛肉加料酒、姜末、胡椒粉、蚝油、水淀粉腌渍 10 分钟。

◆ 3. 将茶树菇去蒂泡洗干净，放入盘中，撒上少许盐。

◆ 4. 把腌好的牛肉放在茶树菇上，上面再铺一层蒜蓉，入笼蒸 15 分钟即可。

食疗分析 茶树菇蛋白质营养丰富，人体必需的 8 种氨基酸齐全，经常食用，能增强记忆，还能降低胆固醇。

饮食宜忌 适合高血压和肥胖症患者食用。

主料：牛肉 500 克，猪脊骨 200 克。

辅料：何首乌 10 克，姜、红枣、盐、鸡精各适量。

何首乌炖牛肉

食疗菜例

✱ 制作过程

◆ 1. 将猪脊骨、牛肉斩件，何首乌洗净。

◆ 2. 沙锅内放适量清水煮沸，放入猪脊骨、牛肉氽去血渍，倒出，用温水洗净。

◆ 3. 用沙锅装水，大火煲沸后，放入猪脊骨、牛肉、何首乌、红枣、姜，煲 2 小时，调入盐、鸡精即可。

食疗分析 何首乌含有大黄酚、大黄素、大黄酸、大黄素甲醚、脂肪油、淀粉、糖类、土大黄甙、卵磷脂等有效成分，具有补肝肾、益精血、润肠通便、祛风解毒等功效。

饮食宜忌 大便溏泄及有湿痰者慎服。

苦瓜木棉牛肉汤

食疗菜例

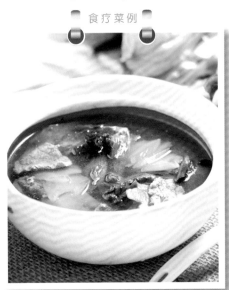

主料：苦瓜 500 克，牛肉 300 克。

辅料：木棉花 30 克，盐适量。

✱ 制作过程

◆ 1. 将苦瓜洗净，切片；木棉花、牛肉分别洗干净，牛肉切片。

◆ 2. 将锅置火上，锅内加水煮沸，投入苦瓜片、牛肉片，氽水，捞起。

◆ 3. 瓦锅内放入适量清水，先用大火煮沸，再放入苦瓜片、木棉花，改用中火炖 45 分钟，加入牛肉和适量盐炖 30 分钟即可。

食疗分析 苦瓜含有苦瓜甙和类似胰岛素的物质，具有良好的降血糖作用，是糖尿病患者的理想食品。

饮食宜忌 适宜畏寒怕冷者食用。

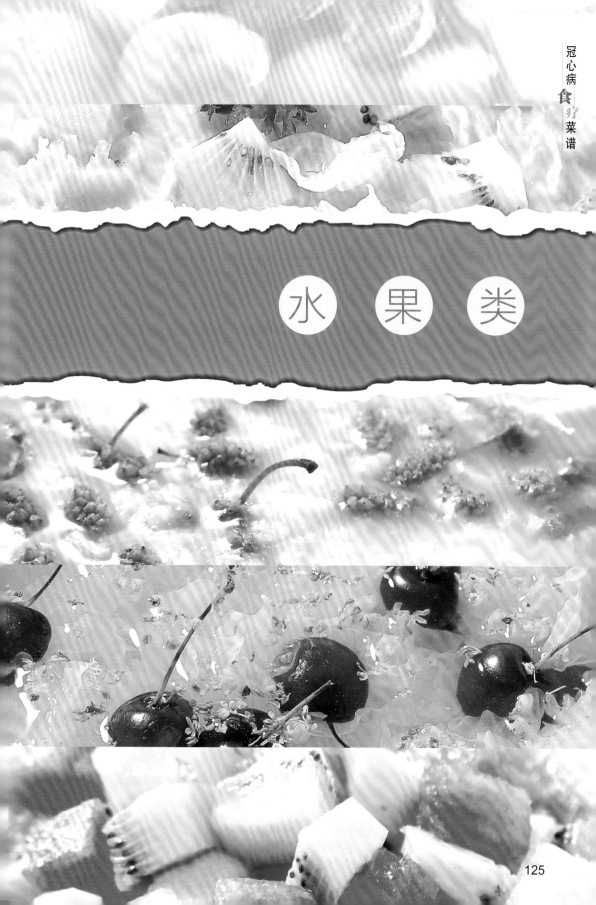

水 果 类

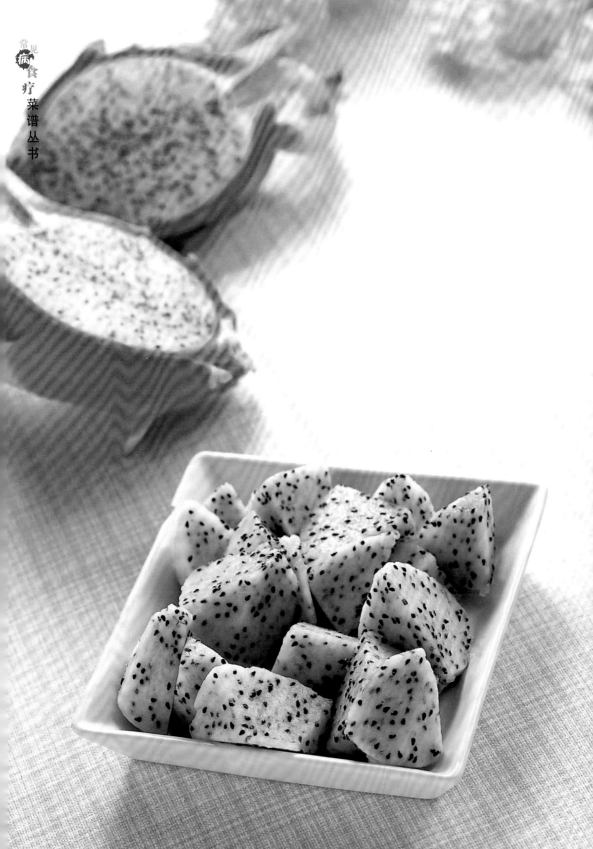

常食水果有益于心血管

心血管疾病已经成为人类健康的"头号杀手"，不管是预防或辅助治疗心血管疾病，医生和营养学家都建议人们要适当多吃水果，因为，越来越多的研究显示，水果对预防心血管疾病有重要作用。

英国牛津大学研究人员和欧洲多国同行曾在英国《欧洲心脏病学杂志》上报告说，他们跟踪调查了欧洲8个国家超过30万人的健康状况，对这些人的平均跟踪时间约为8年半，结果显示，那些每天吃蔬菜水果数量在8份以上的人，与每天摄入蔬菜水果量不到3份的人相比，因冠心病而死的风险要低22%。这里的一份是指80克蔬菜或水果，约相当于一根小香蕉，或一个中等大小的苹果。

钾——降低血压，预防冠心病

研究发现，水果富含钾、叶酸、纤维素、抗氧化剂、生物活性植物素等，常食水果或增加水果的摄入量，可降低血压。钾有降低血压的作用，而通过变化增高血压是导致冠心病的主要原因之一，所以，通过水果摄入更多的钾降低血压，从而降低患冠心病的风险或发病率。

叶酸——降低类半胱氨酸，预防高血压

人体血液中有一种类半胱氨酸，它损害血管，引起动脉粥样硬化，导致心脏病发作和中风。

叶酸的本领是降低血液中的类半胱氨酸。叶酸在新鲜水果和蔬菜中最多，水果和蔬菜中的纤维亦有很强的预防高血压的作用。

类黄酮——降低冠心病的死亡率

水果中的类黄酮，具有保护心脏，降低冠心病的死亡率。类黄酮可以抑制有害的低密度脂蛋白的产生，而低密度脂蛋白对人体有害易导致冠心病；类黄酮还有能溶解血液中容易堵塞血管的某些化合物，能畅通血脉，降低血栓形成，减少患心肌梗塞的危险。调查证实，类黄酮摄入量低者，冠心病死亡率较高，反之，则冠心病的死亡率低。

常食水果对心血管有益，但是，吃水果也要有所讲究，忌过多过量食用，否则会使人体缺铜，从而导致血液中胆固醇增高，反而引起冠心病，因此不宜在短时间内进食水果过多。

苹果

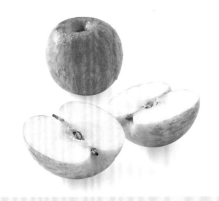

◆别名：滔婆、柰子、频婆、平波

◆食用性质：味甘、酸，性凉

◆食疗成分：维生素C、果糖、镁

　　苹果是蔷薇科苹果亚科苹果属植物，其果实圆形，味甜或略酸，是常见水果，具有丰富的营养成分，有食疗、辅助治疗的功能，被称为"大夫第一药"。苹果原产于欧洲，于十九世纪传入中国。中国是世界上最大的苹果生产国，在东北、华北等地均有栽培。

营养功效

　　苹果本身不含胆固醇，而苹果能在肠道内分解出乙酸，乙酸有利于胆固醇的代谢。此外，苹果还含有丰富的维生素C、果糖和微量元素镁等，它们均有利于胆固醇的代谢，因此，苹果对冠心病患者很有益处。

　　苹果有"智慧果"、"记忆果"的美称，苹果不但含有丰富的糖、维生素和矿物质等大脑必需的营养素，而且更重要的是富含锌元素，多吃苹果有增进记忆、提高智能的效果。

　　苹果中含的多酚及黄酮类天然化学抗氧化物质，可以减少肺癌的危险，预防铅中毒。

　　苹果中富含膳食纤维，可促进肠胃蠕动，协助人体顺利排出废物，减少有害物质对皮肤的危害。

　　苹果特有的香味可以缓解压力过大造成的不良情绪，还有提神醒脑的功效。

　　苹果中含有大量的镁、硫、铁、铜、碘、锰、锌等微量元素，可使皮肤细腻、润滑、红润、有光泽。

饮食宜忌

　　慢性胃炎、消化不良、气滞不通、便秘、慢性腹泻、神经性结肠炎、高血压、冠心病、癌症、贫血和维生素缺乏等患者尤其适合。

购存技巧

　　新鲜的成熟苹果应该结实、松脆、色泽美观，且有一定的香味，易于储存。苹果放在阴凉处可以保持7～10天的新鲜度，如果装入塑料袋放进冰箱里，能够保存更长时间。如果有剩余的苹果，可以做成蜜饯或果酱之类的食品，再放入冰箱保存更方便。

食用方法

　　苹果的营养很丰富，吃苹果时要细嚼慢咽，这样不仅有利于消化，更重要的是对减少人体疾病大有益处。

　　不要空腹吃苹果，因为苹果所含的果酸和胃酸混合后会增加胃的负担，饭前吃苹果还会影响正常的进食及消化。

主料：燕麦片 80 克，苹果 30 克，
辅料：胡萝卜 20 克，牛奶适量。

苹果麦片粥

▸ 食疗菜例 ◂

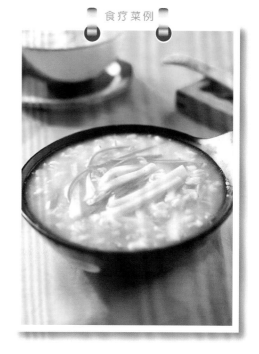

✿ 制作过程

◆ 1. 将苹果和胡萝卜洗净，去皮，切成丝。
◆ 2. 将燕麦片及胡萝卜丝放入锅中，倒入牛奶
及水用小火煮至沸腾。
◆ 3. 放入苹果丝煮至燕麦片软烂即可。

食疗分析 苹果具有生津、润肺，除烦解暑，
开胃、醒酒、止泻的功效。燕麦片能有效地
降低人体对胆固醇的吸收。

饮食宜忌 减肥人士及婴幼儿可多食此粥。

苹果川贝糖水

▸ 食疗菜例 ◂

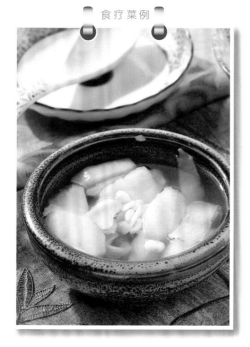

主料：苹果 100 克，玉竹 20 克，百合 70 克。
辅料：川贝、南北杏各 10 克，糖适量。

✿ 制作过程

◆ 1. 将百合、川贝、玉竹、南北杏洗净沥干；
苹果洗净，去皮切块。
◆ 2. 将锅置火上，锅中入清水煮沸，放入苹果、
百合、川贝、玉竹和南北杏，改小火煮
45 分钟。
◆ 3. 加糖，煮至溶化即可。

食疗分析 玉竹能养心阴，亦略能清心热，
可用于热伤心阴之烦热多汗、惊悸等症。川
贝具有清热化痰、润肺止咳、散结消肿等功效。

饮食宜忌 脾胃虚寒者及寒痰、湿痰者不
宜食用。

草莓

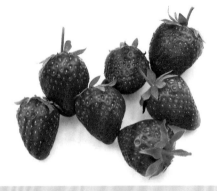

◆ 别名：大草莓、士多啤梨、红莓

◆ 食用性质：味甘、酸，性凉

◆ 食疗成分：果胶

草莓是蔷薇科草莓属植物的泛称，它的外观呈心形，鲜美红嫩，果肉多汁，酸甜可口，香味浓郁，不但色彩鲜艳，而且还有一般水果所没有的宜人的芳香，是水果中难得的色、香、味俱佳者，因此常被人们誉为"果中皇后"。

营养功效

草莓中所富含的果胶可降低血黏度，可在一定程度上防治动脉硬化，对冠心病也有一定的疗效。

草莓中所含的胡萝卜素是合成维生素 A 的重要物质，具有明目养肝的作用。

草莓还含有果胶和丰富的膳食纤维，可以帮助消化、通畅大便，对胃肠道和贫血均有一定的滋补调理作用。

草莓中含有天冬氨酸，可以自然平和地清除体内的重金属离子。

饮食宜忌

风热咳嗽、咽喉肿痛、声音嘶哑者，夏季烦热口干或腹泻如水者及冠心病患者尤其适宜食用。

草莓中含有的草酸钙较多，尿路结石病人不宜吃得过多。

购存技巧

挑选的时候应该尽量挑选色泽鲜亮、有光泽、结实、手感较硬者。太大的草莓忌买，过于水灵的草莓也不能买。不要去买长得奇形怪状的畸形草莓。最好尽量挑选表面光亮、有细小绒毛的草莓。

在常温情况下，草莓 1～3 天就开始慢慢变色、变味。草莓适宜保存在 10℃以下，0℃以上的条件下。草莓也可以采用新鲜速冻的方法保存，冻成冰草莓，这样保存时间较长。另外，保存草莓最好不要沾水。

食用方法

将草莓拌以奶油或鲜奶共食，其味极佳。

将洗净的草莓加糖和奶油捣烂成草莓泥，冷冻后是冷甜、香软、可口的夏令食品。草莓还可加工成果汁、果酱、果酒和罐头等。

齿龈出血、口舌生疮和小便少、色黄时，可将鲜草莓捣烂，用冷开水冲服，可有效缓解症状。

主料：草莓100克，酸奶40毫升，柠檬30克。
辅料：冰片、糖各适量。

草莓果汁

食疗菜例

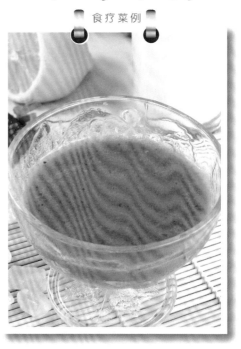

❉制作过程

◆ 1. 将草莓洗净，柠檬去皮，放入榨汁机榨成果汁。
◆ 2. 将果汁倒出与酸奶混合，再注入杯中。
◆ 3. 放入冰片、适量的糖即可。

食疗分析 草莓含有丰富的维生素C，能清热解毒、活肤洁肤。酸奶中的乳酸不但能使肠道里的弱碱性物质转变成弱酸性，而且还能产生抗菌物质，对人体具有保健作用。

饮食宜忌 腹泻或其他肠道疾患的患者不适合喝酸奶。

草莓生菜汁

食疗菜例

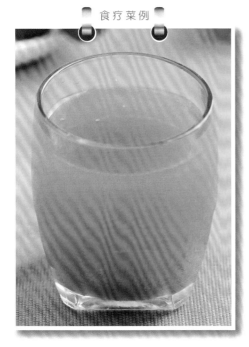

主料：草莓200克，生菜100克。
辅料：柠檬100克，冰块适量。

❉制作过程

◆ 1. 将草莓去蒂洗净，切成粒；生菜洗净，卷成卷。
◆ 2. 将柠檬连皮分切四块，并去核。
◆ 3. 取榨汁机，先放入冰块，再放草莓粒、柠檬块、生菜卷。
◆ 4. 开机榨汁，打匀即可。

食疗分析 生菜含有膳食纤维和维生素C，有消除多余脂肪的作用，故又叫减肥生菜，又因其茎叶中含有莴苣素，故味微苦，具有镇痛催眠、降低胆固醇、辅助治疗神经衰弱等功效。

饮食宜忌 痰湿内盛、肠滑便泻者不宜多吃。

橘子

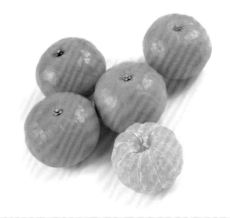

◆ 别名：橘柑

◆ 食用性质：味甘酸，性凉

◆ 食疗成分：橘皮苷

橘子是芸香科柑桔属的一种水果。橘子常与柑子一起被统称为柑橘，其果实外皮肥厚，内藏瓤瓣，由汁泡和种子构成颜色鲜艳的橘子，酸甜可口，是秋冬季常见的美味佳果。

营养功效

橘子中含有的橘皮苷可以加强毛细血管的韧性，降血压，扩张心脏的冠状动脉，故橘子是预防冠心病和动脉硬化较好的食品。研究证实，食用橘子可以降低沉积在动脉血管中的胆固醇，有助于使动脉粥样硬化发生逆转。

橘子内侧薄皮且含有膳食纤维及果胶，可以促进通便，并且可以降低胆固醇。

橘子富含维生素C与柠檬酸，前者具有美容作用，后者则具有消除疲劳的作用。

在鲜柑橘子汁液中，有一种抗癌活性很强的物质"诺米灵"，它能使致癌化学物质分解，抑制和阻断癌细胞的生长，能使人体内除毒酶的活性成倍提高，阻止致癌物对细胞核的损伤，保护基因的完好，所以橘子有一定的防癌功效。

饮食宜忌

一般人群均可食用，但风寒咳嗽、痰饮咳嗽者不宜食用。

购存技巧

橘子个头以中等为最佳，颜色越红，通常越熟，味道越甜。甜酸适中的橘子大都表皮光滑，且上面的油胞点比较细密。皮薄肉厚水分多的橘子都会有很好的弹性，用手按捏，感觉果肉结实但不硬，一松手，就能立刻反弹回原状。

橘子应放在远离热源的阴凉干爽处保存，表皮不能沾水否则容易腐烂。

食用方法

橘子可剥皮生食，或取汁液饮。

把洗净的橘子皮切成丝、丁或块，用时可以用开水冲泡，也可以和茶叶一起饮，不但味道清香，而且具有开胃、通气、提神的功效。

饭前或空腹时不宜食用。吃完橘子应及时刷牙漱口，以免对口腔、牙齿有损害。

主料：银耳 20 克，橘子 200 克。
辅料：糖、淀粉各适量。

银耳橘子糖水

食疗菜例

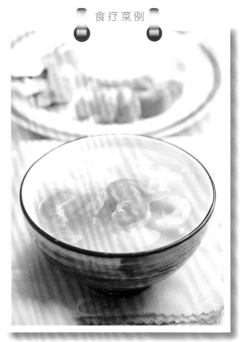

❋ 制作过程

◆ 1. 将橘子剥皮去络，银耳浸泡撕碎，淀粉加水调成水淀粉。

◆ 2. 将锅置火上，锅中入橘子、银耳、糖、清水煮至沸腾。

◆ 3. 加入水淀粉勾芡即可。

食疗分析 银耳能提高肝脏解毒能力，起保肝护肝作用；银耳对老年慢性支气管炎、肺原性心脏病也有一定疗效。橘子具有开胃理气、止咳润肺的功效。

饮食宜忌 橘子不宜与萝卜同食，以免引起甲状腺肿大。

橘子山楂汁

食疗菜例

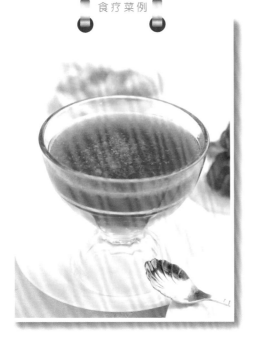

主料：橘子 250 克，山楂 100 克。
辅料：糖适量。

❋ 制作过程

◆ 1. 将橘子剥皮去络，榨汁；山楂洗净。

◆ 2. 将山楂入沸水锅中煮烂取汁。

◆ 3. 将糖、橘子汁倒入山楂汁中，搅拌均匀即可。

食疗分析 橘子中含有丰富的糖分、蛋白质、氨基酸、柠檬酸、枸橼酸、果胶、胡萝卜素、纤维素以及矿物质，有美容抗衰老、消除疲劳等作用。山楂可消食健胃、活血化淤。

饮食宜忌 黄瓜中的维生素 C 分解酶会破坏橘子中所含的多种维生素，故橘子忌与黄瓜同食。

芒果

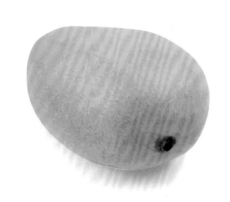

◆ 别名：庵罗果、檬果、蜜望子、香盖

◆ 食用性质：味甘、酸，性凉

◆ 食疗成分：维生素 C

芒果为漆树科植物芒果的成熟果实。芒果原产于热带地区，因其果肉细腻，富含膳食纤维，香气独特，味道酸甜不一，集热带水果精华于一身，深受人们喜爱，素有"热带果王"之誉称。

营养功效

芒果中维生素 C 的含量高于一般水果，芒果叶中也有很高的维生素 C 含量，且具有即使加热加工处理，其含量也不会消失的特点，常食芒果可以不断补充体内维生素 C 的消耗，降低胆固醇、甘油三酯，有利于防治心血管疾病。

芒果未成熟的果实及树皮、茎能抑制化脓球菌、大肠杆菌等，芒果叶的提取物也同样有抑制化脓球菌、大肠杆菌的作用，辅助治疗消化道感染疾病。

芒果中所含的芒果甙有祛疾止咳的功效，对咳嗽、痰多、气喘等症有辅助治疗作用。

芒果的糖类及维生素含量非常丰富，尤其维生素 A 原含量占水果之首位，具有明目的作用。

饮食宜忌

患肿瘤者应避免食用；芒果含糖量比较高，因此糖尿病患者也不宜食用；平时有风湿病或内脏溃疡、发炎者不宜多吃芒果。

芒果不宜多吃，否则会对肾脏造成损害。

购存技巧

芒果的色泽鲜艳自然为上品，而外皮细致光滑的比粗糙的好。应避免挑选有好多黑色斑点的芒果。

将成熟的芒果放到冰箱里可保存 2 ~ 5 天。没有成熟的芒果，可放在一个纸盒子里，然后放在厨房的角落里，这样可以保存几十天，过一段时间要将他们放入冰箱里。

食用方法

芒果除主要作鲜果直接食用外，熟果和未熟果也可加工成糖酱果片罐头、果酱、果汁、饮料、蜜饯、脱水芒果片、话芒、盐渍或酸辣芒果等。

可将芒果去皮，果肉切成碎粒，放入凉糖水中便成为生芒果汁，这种果汁含丰富的维生素 C，清爽适口。但这种果汁应随调随喝，或放冰箱保存。

主料：芒果 400 克，糯米 80 克。

辅料：虾仁、香菇各 40 克，熟火腿、莲子各 20 克，鸡胸肉 100 克，食用油、醋、料酒、盐、淀粉各适量。

芒果什锦

食疗菜例

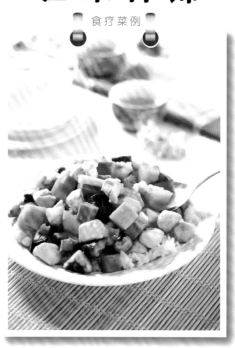

✿ 制作过程

◆ 1. 将芒果去皮去核，切小块；鸡胸肉、熟火腿、香菇、虾仁切成丁。

◆ 2. 将莲子、糯米洗干净，蒸熟。

◆ 3. 将锅置火上，入食用油烧热，入香菇、熟火腿、鸡胸肉、虾仁炒至熟。

◆ 4. 加料酒、盐、醋，再加芒果一起略炒，加淀粉勾芡，放在莲子和糯米上即可。

食疗分析 芒果含有丰富的蛋白质，芒果酮酸、维生素 A、维生素 B、维生素 C、胡萝卜素及多种人体所需要的钙、磷、铁等矿物质和氨基酸，有益胃止呕，解渴利尿的功效。

饮食宜忌 皮肤病、糖尿病患者应忌食。

鲜虾香芒盏

食疗菜例

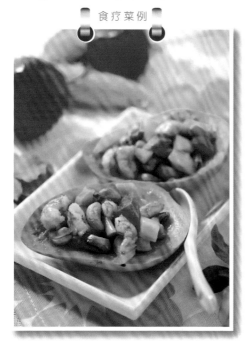

主料：芒果 100 克，鲜虾仁 80 克，西芹、胡萝卜、熟腰果仁各 30 克。

辅料：蒜、姜、食用油、料酒、水淀粉、盐、生抽各适量。

✿ 制作过程

◆ 1. 将芒果切开两半，起肉切粒；西芹、胡萝卜均切成丁；蒜剁成蒜蓉；姜切末。

◆ 2. 烧锅放食用油烧至六成热，放入鲜虾仁泡油至熟，接着放入胡萝卜丁、西芹丁略泡油，一起捞出。

◆ 3. 另起锅，下姜末、蒜蓉爆香，放胡萝卜丁、西芹丁、虾仁、料酒，入生抽、盐，用水淀粉勾芡，下熟腰果仁、芒果粒炒匀即可。

食疗分析 虾仁含蛋白质、脂肪、卵磷脂及维生素 A、维生素 B_2 等成分，味甘、性凉，有补肾壮阳之功效。

饮食宜忌 芒果过敏者及湿热人士应少吃或不吃。

山楂

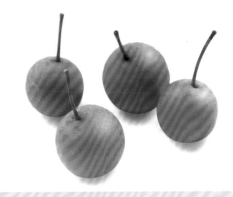

◆ **别名**：山果红、红果、胭脂果

◆ **食用性质**：味甘，性微温、酸

◆ **食疗成分**：黄酮类、维生素 C

山楂为蔷薇科落叶灌木或小乔木植物野山楂或山里红的果实。山楂花白色，果实近球形、红色，味酸甜。山楂有很高的营养和医疗价值，老年人常吃山楂制品能增强食欲、改善睡眠，保持骨和血中钙的恒定，使人延年益寿，故山楂又被人们视为"长寿食品"。

营养功效

山楂所含的黄酮类和维生素 C 等成分，能降低人体内胆固醇的含量，具有扩张血管、增加冠脉血流量、改善心脏活力、兴奋中枢神经系统、降低血压和胆固醇、软化血管及利尿和镇静作用，因此多吃山楂对防治冠心病等心血管疾病有一定作用。

山楂所含的黄酮类和维生素 C、胡萝卜素等物质能阻断并减少自由基的生成，能增强机体的免疫力，有防衰老的作用。

山楂能开胃消食，特别对消肉食积滞作用更好，很多助消化的药中都采用了山楂。

山楂有活血化淤的功效，有助于解除局部淤血状态，对跌打损伤有辅助疗效。

山楂中有平喘化痰、抑制细菌、治疗腹痛腹泻的成分。

饮食宜忌

山楂适宜消化不良者、心血管疾病患者、癌症患者、肠炎患者食用。

山楂能帮助人体消化，促进人体消化液分泌，并不是通过健脾胃的功能来消化食物的，所以平素脾胃虚弱者不宜食用；山楂具有降血脂的作用，因此血脂过低者也不宜多吃，否则会影响健康。

购存技巧

想要挑选甜的山楂，应选形状近似正圆、表皮上果点小而光滑的。

山楂切片泡在蜂蜜里，在冰箱中存几个月都可以，或者切片晒干，可以用于泡水。冰箱冷藏也能保存一至两周。

食用方法

山楂有帮助人体消化的作用，再拌上同样清爽的白菜心，特别适合食积不化、脂肪堆积者食用。

山楂用水煮一下可以去掉一些酸味，如果还觉得有酸味，可以适量加一点儿糖，不过这样会影响消脂的效果。

市场上的山楂小食品含糖很多，应少吃，尽量食用鲜果。

主料：大米 60 克，山楂 10 克。
辅料：桃仁、川贝各 8 克，荷叶适量。

桃仁山楂荷叶粥

食疗菜例

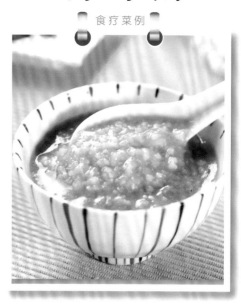

❀ **制作过程**

◆ 1. 将大米洗净，用清水浸泡 30 分钟；荷叶、桃仁、山楂、川贝分别洗净，加水切碎。

◆ 2. 将锅置火上，把荷叶、桃仁、山楂、川贝和适量清水入锅中煮 30 分钟，去渣取汁，再加入大米以大火煮沸。

◆ 3. 转小火熬成稀粥即可。

食疗分析 桃仁所含脂肪油有润肠缓下的作用，还可抗过敏、镇咳、镇痛及促进产妇子宫收缩、止血等。

饮食宜忌 儿童和胃酸分泌过多者不宜食用。

山楂乌梅糖水

食疗菜例

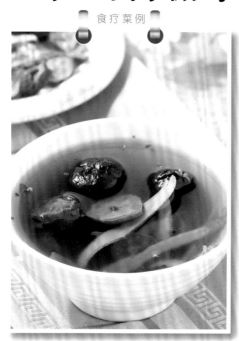

主料：乌梅、山楂各 250 克。
辅料：桂花、甘草、糖各适量。

❀ **制作过程**

◆ 1. 将乌梅、山楂用清水泡开。

◆ 2. 将锅置火上，乌梅、山楂、桂花、甘草、糖和清水入锅中以小火熬煮 3 小时即可。

食疗分析 乌梅味酸涩，功善收敛，上能敛肺气，下能涩大肠，入胃又能生津、安蛔。凡久咳、久泻、蛔虫腹痛及内热消渴等症，可常食用乌梅。甘草中含有的甘草黄酮、甘草浸膏及甘草次酸等成分均有明显的镇咳作用。

饮食宜忌 感冒发热、菌痢肠炎者忌食，实邪者禁服。

柠檬

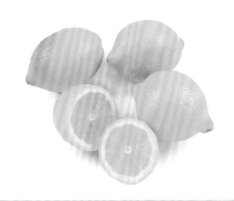

◆ **别名**：柠果、洋柠檬、益母果

◆ **食用性质**：味酸、甘，性平

◆ **食疗成分**：维生素 P

柠檬，因其味极酸，为肝虚孕妇最喜食，故称"益母果"或"益母子"。柠檬中含有丰富的柠檬酸，故又被誉为"柠檬酸仓库"。柠檬味道特酸，可作为上等调味料，用来调制饮料和菜肴，又可用于调制化妆品和药品。

营养功效

柠檬中含有丰富的维生素 P，这种物质能增强人体细胞间的黏着力，增强毛细血管的弹性，减低毛细血管的脆性及渗透性，防止微血管破裂出血，使心血管保持正常的运转功能，对心脑血管尤其是冠心病患者有很好的保护作用。

柠檬汁中含有大量柠檬酸盐，能够抑制钙盐结晶，从而阻止肾结石形成，甚至已结成的肾结石也可被溶解掉。所以食用柠檬能防治肾结石，使部分慢性肾结石患者的结石减少、变少。

柠檬含有尼克酸和丰富的有机酸，其味极酸。柠檬酸汁有很强的杀菌作用，实验显示，酸度极强的柠檬汁在 15 分钟内可把海生贝壳内所有的细菌杀死。

柠檬富有香气，能解除肉类、水产的腥膻之气，并能使肉质更加细嫩。柠檬还能促进胃中蛋白分解酶的分泌，增加胃肠蠕动。

饮食宜忌

暑热口干烦躁者、维生素 C 缺乏者、消化不良者、胎动不安的孕妇、肾结石患者、高血压、心肌梗死患者适宜食用。

胃溃疡、胃酸分泌过多以及患有龋齿者和糖尿病患者慎食。

购存技巧

优质柠檬个头中等，果形椭圆，两端均突起而稍尖，似橄榄球状，成熟者皮色鲜黄，具有浓郁的香气。选购时应选手感硬实，表皮看起来紧绷、亮丽且分量较足的，这样的柠檬发育较好，芳香多汁又不致太酸。

完整的柠檬在常温下可以保存一个月，若是已经切开了的柠檬，可用蜂蜜或白糖腌渍，放入冰箱中，可随时用来冲水饮用。

食用方法

柠檬因太酸而不适合鲜食，可以用来配菜、榨汁。

柠檬富有香气，能解除肉类、水产的腥膻之气，并能使肉质更加细嫩。

主料：葡萄 150 克，柠檬 60 克。
辅料：蜂蜜、凉开水各适量。

葡萄柠檬汁

食疗菜例

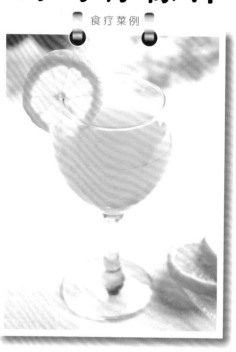

❋ 制作过程

◆ 1. 将葡萄洗净，碾果肉，去籽；柠檬连皮对切为四份。

◆ 2. 取榨汁机，放入葡萄肉、柠檬片、凉开水。

◆ 3. 开机，压榨成汁，倒进杯中，加蜂蜜搅拌均匀即可。

食疗分析 葡萄能在一定程度上阻止血栓形成，并且能降低人体血清胆固醇水平，降低血小板的凝聚力，对预防心脑血管病有一定作用。蜂蜜有补充胶质的作用，可排毒、促消化。

饮食宜忌 糖尿病患者及便秘者不宜多吃。

柠檬马蹄糖水

食疗菜例

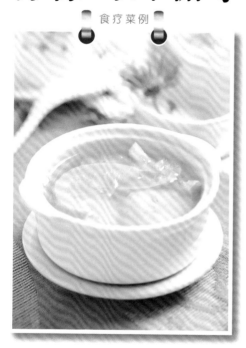

主料：柠檬 50 克，马蹄 150 克。
辅料：糖适量。

❋ 制作过程

◆ 1. 将柠檬切片备用；马蹄洗净，去皮。

◆ 2. 将锅置火上，将柠檬与马蹄加清水同煮20 分钟。

◆ 3. 加糖煮至完全溶化即可。

食疗分析 马蹄中含的磷是根茎类蔬菜中较高的，能促进人体生长发育和维持生理功能的需要，对牙齿、骨骼的发育有很大益处，同时可促进体内的糖、脂肪、蛋白质三大物质的代谢，调节酸碱平衡，因此马蹄适于儿童食用。

饮食宜忌 脾胃虚寒、有血淤者不宜食用。

猕猴桃

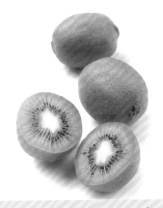

◆ **别名：** 奇异果、藤梨、苌楚、羊桃

◆ **食用性质：** 味甘、酸，性寒

◆ **食疗成分：** 膳食纤维

猕猴桃是原产我国的野生藤本果树的果实，因是猕猴最爱的一种野生水果，故名猕猴桃。猕猴桃一般是椭圆形的，深褐色并带毛的表皮一般不食用，而其内里则是呈亮绿色的果肉和一排黑色的种子。猕猴桃的质地柔软，味道有时被描述为草莓、香蕉、菠萝三者的混合味。

营养功效

猕猴桃中有良好的膳食纤维，它不但能降低胆固醇，促进心脏健康，而且可以帮助人体消化，防止便秘，快速清除并预防体内堆积的有害代谢物。

最新的医学研究表明，成人忧郁症有生理学基础，它跟一种大脑神经递质缺乏有关。猕猴桃中含有的血清促进素具有稳定情绪、镇静心情的作用，另外它所含的天然肌醇，有助于脑部活动，因此能帮助忧郁之人走出情绪低谷。

饮食宜忌

情绪低落者、常吃烧烤者、经常便秘者适合吃猕猴桃，癌症患者、高血压患者、冠心病患者、食欲不振者、消化不良者及航空、高原、矿井等特种工作人员尤其适合食用。

脾胃虚寒者应慎食，大便溏泄者不宜食用，先兆性流产、月经过多和尿频者忌食。

购存技巧

猕猴桃成熟时没有明显的外观颜色变化，选购时应根据果实的软硬程度和香气判断果实是否成熟可食。充分成熟的猕猴桃，质地较软，并有香气，这是食用的适宜状态。

对于尚未软熟的猕猴桃可用塑料袋密封，在常温下放置5天左右，一般能自然熟化。

食用方法

将猕猴桃除去外皮，捣烂，加蜂蜜适量，煎熟食或加水煎汤服用，具有清热生津、润燥止渴的功效，可用于热伤胃阴，烦热口渴。

猕猴桃内有一种酶，可以将肉类变嫩，炒肉时可以加点猕猴桃汁，煮肉时可放几片猕猴桃鲜果，天然又美味。

主料：猕猴桃 60 克，圆白菜 200 克，柠檬 20 克。
辅料：冰块、蜂蜜各适量。

猕猴桃圆白菜汁

食疗菜例

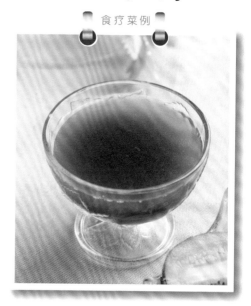

❀ 制作过程

◆ 1. 将圆白菜叶洗净，切小块，氽水捞出，加少许冷开水放入果汁机搅拌成汁。

◆ 2. 将猕猴桃、柠檬分别去皮，切小块，与蜂蜜、冰块一起放入圆白菜汁中。

◆ 3. 再开机搅拌，打匀即可。

食疗分析 圆白菜富含大量的维生素 C、纤维素、碳水化合物和各种矿物质，可促进肠胃蠕动，帮助人体消化。

饮食宜忌 皮肤瘙痒性疾病、眼部充血患者忌食。

猕猴桃米酪

食疗菜例

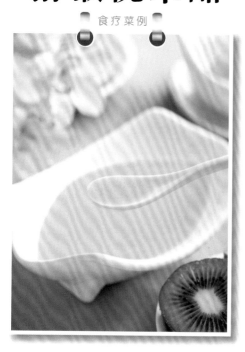

主料：大米 30 克，猕猴桃 100 克。
辅料：凉开水、糖各适量。

❀ 制作过程

◆ 1. 将大米洗净，用清水浸泡 1 小时，加水入搅拌机，搅成米浆。

◆ 2. 将猕猴桃洗净去皮，切块，与凉开水、糖一起放入榨汁机中搅拌，形成猕猴桃汁。

◆ 3. 将米浆、猕猴桃汁混合，搅拌均匀即可。

食疗分析 米浆营养价值高，主要含有蛋白质、糖类、钙、磷、铁、葡萄糖、果糖、麦芽糖，有增强体质、增加机体能量、补充营养、润肤活肤的功效。

饮食宜忌 糖尿病患者慎食。

火龙果

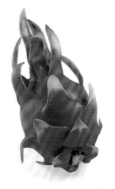

◆ **别名**：红龙果、青龙果、仙蜜果、玉龙果

◆ **食用性质**：味甘，性凉

◆ **食疗成分**：花青素

火龙果原产中美洲，是热带、亚热带植物类，集"水果"、"花卉"、"蔬菜"、"保健"、"医药"为一体，堪称为无价之宝。火龙果因其外表肉质鳞片似蛟龙外鳞而得名，而火龙果树开花的时候，飘香四溢，盆栽观赏使人有吉祥之感，所以也称"吉祥果"。

营养功效

火龙果果实中的花青素含量较高，尤其是红肉的品种。花青素有一种明显效用的抗氧化剂，能有效防止血管硬化，从而可阻止心脏病发作和血凝块形成引起的脑中风；它还能对抗自由基，有效抗衰老；还能提高预防对脑细胞的变性，抑制痴呆症的发生。

火龙果中富含一般蔬果中较少有的植物性白蛋白，这种有活性的白蛋白会自动与人体内的重金属离子结合，通过排泄系统排出体外，从而起到解毒作用。此外，白蛋白对胃壁还有保护作用。

火龙果富含美白皮肤的维生素C及丰富的具有减肥、降低血糖、润肠、预防大肠癌的水溶性膳食纤维。

火龙果中的含铁量比一般的水果要高，铁是制造血红蛋白及其他铁质物质不可缺少的元素，摄入适量的铁质还可以预防贫血。

饮食宜忌

火龙果是凉性水果，虚寒体质者不宜多食，糖尿病患者亦应少食。

购存技巧

火龙果可以分为三类：白火龙果紫红皮白肉，有细小黑色种子分布其中，鲜食品质一般；红火龙果红皮红肉，鲜食品质为较好；黄火龙果黄皮白肉，鲜食品质为最佳。

火龙果是热带水果，最好现买现吃。如果确实需要保存，可放在阴凉通风处，而不要放在冰箱中冷藏，以免被冻伤而致变质。

食用方法

火龙果的果肉内含数千上万粒芝麻状种子，将整颗果肉加上蜂蜜、鲜奶、冰块打成果汁，种子打碎后香味溢出，异常美味可口。除了打成果汁饮用外，做冰淇淋或果冻更是风味绝佳。果肉酿制成的水果酒香味芬芳。

火龙果的果茎及果皮可配搭海鲜及肉类清炒，味爽可口。是夏日下饭的佳肴。

主料：黄豆50克，火龙果150克。
辅料：糖适量。

火龙果豆浆

食疗菜例

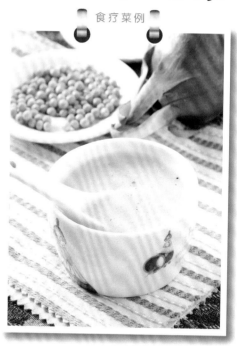

✿制作过程

◆1. 将黄豆洗净，用清水浸泡3小时；火龙果去皮切丁状。

◆2. 将黄豆、火龙果一起放入豆浆机中，加适量清水，接通电源，启动豆浆机。

◆3. 待豆浆制成，加入糖搅匀即可。

食疗分析 火龙果是一种低能量、高纤维的水果，水溶性膳食纤维含量非常丰富，因此具有减肥、降低胆固醇、润肠等功效。黄豆中含有的可溶性纤维，既可通便，又能降低胆固醇含量。

饮食宜忌 消化性溃疡、低碘者应禁食。

香芒火龙果西米露

食疗菜例

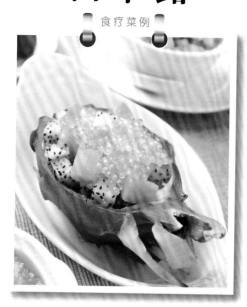

主料：芒果50克，火龙果150克。
辅料：西米、椰汁各适量。

✿制作过程

◆1. 将西米放锅中用清水煮至呈半透明状，捞起过一次冷水，再入沸水中煮至透明后，捞起过第二次冷水。

◆2. 将芒果去皮去核，取肉切粒。

◆3. 火龙果对半切开，挖出果肉切成粒，把挖出来的果肉粒放回果皮中，加入芒果粒、西米、椰汁即可。

食疗分析 火龙果的营养十分丰富，是一种低热量、高纤维的水果，对咳嗽、气喘有独特疗效。西米有健脾、补肺、化痰的功效，对治疗脾胃虚弱和消化不良有一定作用。

饮食宜忌 皮肤病及糖尿病患者不宜食用。

梨子

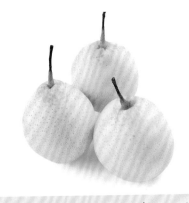

◆ **别名**：快果、玉乳、蜜父、雪梨

◆ **食用性质**：味甘、微酸，性凉

◆ **食疗成分**：B族维生素

　　梨子因其肉脆多汁，甘甜清香，风味独特，营养丰富，故有"百果之宗"的美誉。宋代邵雍在《食梨吟》中写道，"愿君莫爱金花梨，愿君须爱红消梨。金花红消两般味，一般颜色如胭脂。红消食之甘如饴，金花食之颦双眉"，极言梨之味美和区别。

营养功效

　　梨子中含有丰富的B族维生素，能保护心脏、减轻疲劳、增强心肌活力、降低血压。

　　梨子所含的配糖体及鞣酸等成分，能祛痰止咳，对咽喉有养护作用。

　　梨子有较多糖类物质和多种维生素，易被人体吸收，增进食欲，对肝脏具有保护作用。

　　梨子性凉并能清热镇静，常食能使血压恢复正常，改善头晕目眩等症状。

　　梨子中的果胶含量很高，有助于消化、通利大便。

饮食宜忌

　　梨子尤其适合咳嗽痰稠或无痰、咽喉发痒干疼者食用，患有慢性支气管炎、肺结核、高血压、心脏病、肝炎、肝硬化者以及饮酒后或宿醉未醒者也很适宜食用。

　　脾胃虚弱者不宜吃生梨，但是可以把梨切块煮水食用。

购存技巧

　　选购梨子时，优质的梨子一般果实新鲜饱满，果形端正，因品种不同而呈青、黄、月白等颜色，成熟适度，肉质细，质地脆而鲜嫩，石细胞少，汁多，味甜或酸甜，无霉烂、冻伤、病灾害或机械伤。

　　梨子只要摆在阴冷角落即可，不宜长时间冷藏，实在要放入冰箱，可装在纸袋中放入冰箱储存2～3天。放入冰箱之前不要清洗，否则容易腐烂。

食用方法

　　将梨子榨成梨汁，或加胖大海、冬瓜子、冰糖少许煮饮，对天气亢燥、体质火旺、喉炎干涩、声音不扬者，具有滋润喉头、补充津液的功效。

　　冰糖蒸梨是中国传统的食疗补品，可以滋阴润肺、止咳祛痰，对嗓子具有良好的润泽保护作用。

　　用梨子加蜂蜜熬制而成的"梨膏糖"，对患肺热久咳症的病人有明显疗效。

主料：猪瘦肉 100 克。

辅料：橄榄 15 克，梨子 50 克，蜜枣 5 克，姜片、盐、鸡精各适量。

橄榄梨子瘦肉汤

食疗菜例

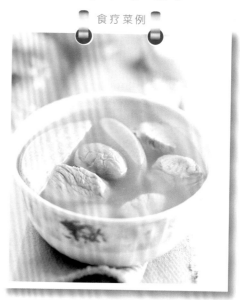

❋ 制作过程

◆ 1. 将猪瘦肉洗净，切块；橄榄、蜜枣洗净；梨子洗净，切块。

◆ 2. 沙锅内放适量清水煮沸，放入猪瘦肉，氽去血渍，捞出洗净。

◆ 3. 将猪瘦肉、橄榄、梨子、蜜枣、姜片放入沙锅内，加入适量清水，小火煲 1 小时，下盐、鸡精调味即可。

食疗分析 橄榄味甘、酸，性平，具有清热、利咽喉、解酒毒的功效。橄榄果肉含有丰富的营养物，鲜食有益人体健康，特别是含钙较多，对儿童骨骼发育有帮助。

饮食宜忌 适宜咽喉肿痛、声音嘶哑、烦热口渴、痰多咳嗽或干咳无痰等肺胃热盛者食用，但表证初起者慎食。

牛奶梨片粥

食疗菜例

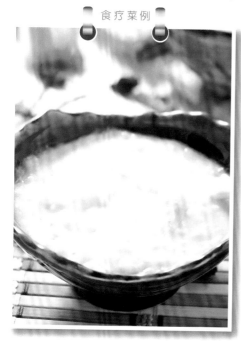

主料：梨子 300 克，大米 150 克，牛奶 200 毫升。

辅料：鸡蛋 100 克，柠檬、糖各适量。

❋ 制作过程

◆ 1. 将梨子洗净，去皮、去核，切片，加糖上火蒸 15 分钟。

◆ 2. 将柠檬榨汁，淋于梨片上，拌匀；大米淘净，沥干；鸡蛋取蛋清。

◆ 3. 将牛奶加糖煮沸，放入大米，煮沸后改小火焖成浓稠粥，放入蛋清，搅匀后离火，装入碗中，放入梨片即可。

食疗分析 牛奶中含有丰富的钙、维生素 D 等，包括人体生长发育所需的全部氨基酸，消化率可高达 98%，是其他食物无法比拟的。梨子具有生津、润燥、清热、化痰、解酒的作用。

饮食宜忌 脾胃虚寒作泻、痰湿积饮者慎服。

香蕉

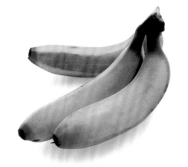

◆ **别名**：蕉子、蕉果、甘蕉

◆ **食用性质**：味甘，性寒

◆ **食疗成分**：钾

香蕉是芭蕉科芭蕉属多年生草本植物蕉树的果实，果实长，有棱，果皮绿色或黄色，果肉白色，味道香甜。香蕉是人们喜爱的水果之一，欧洲人因它能解除忧郁而称它为"快乐水果"，又传说是因为佛祖释迦牟尼吃了香蕉而获得智慧所以又有"智慧之果"之名。

营养功效

香蕉中含有较丰富的钾元素，钾对人体的钠具有抑制作用，故多吃香蕉，可降低血压，预防高血压等心血管疾病。研究显示，每天吃两条香蕉，可有效降低 10% 血压。

香蕉含有大量糖类物质及其他营养成分，可充饥、补充营养及能量。

香蕉能缓和胃酸的刺激，保护胃黏膜，从而起到防治胃溃疡的作用。

香蕉果肉中的甲醇提取物对细菌、真菌有抑制作用，可消炎解毒。

香蕉含有一种能帮助人脑产生 5- 羟色胺的物质。患有忧郁症者脑里缺少 5- 羟色胺，适当吃些香蕉，可以驱散悲观、烦躁的情绪，增加平静、愉快感。

饮食宜忌

尤其适合口干烦躁、咽干喉痛者，大便干燥、痔疮、大便带血者，上消化道溃疡者，饮酒过量而宿醉未解者，高血压、冠心病、动脉硬化者食用。

胃酸过多者不宜吃，胃痛、消化不良、腹泻者亦应少吃。

购存技巧

挑选香蕉时，应选看起来果实丰满、肥壮，果形端正，果体自然弯曲，排列成梳状，梳柄完整，无缺口和脱落现象的。

香蕉最适合保存在 8 ~ 23℃ 之间，高温易过熟变色，低温则会产生冻伤现象。因此天热时放在凉爽通风的地方，悬空挂起效果最佳，天冷时用报纸包好保存。千万不要把香蕉放入冰箱冷藏，否则皮会变黑果肉会变成暗褐色，口感不佳。

食用方法

香蕉味甘，性寒，具有较高的药用价值。主要功用是清肠胃、治便秘，并有清热润肺、止烦渴、填精髓、解酒毒等功效。

将香蕉连皮炖食，可有效治疗痔疮便血。

主料：香蕉 50 克，土豆 50 克。
辅料：圣女果、蜂蜜各适量。

香蕉土豆泥

食疗菜例

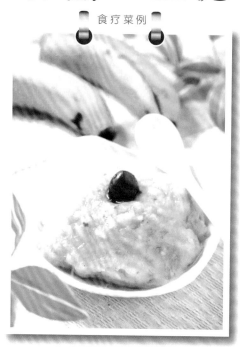

❖ 制作过程

◆ 1. 将香蕉去皮，取肉用汤匙捣碎；土豆洗净去皮切块。
◆ 2. 将土豆蒸至熟软，取出压成泥状，放凉备用。
◆ 3. 将香蕉泥与土豆泥混合，摆上圣女果，淋上蜂蜜即可。

食疗分析 圣女果中含有谷胱甘肽和番茄红素等特殊物质，这些物质可促进人体的生长发育，并且可增加人体抵抗力，延缓人的衰老。蜂蜜能改善血液的成分，促进心脑和血管功能，因此经常服用于心血管疾病患者很有好处。

饮食宜忌 湿阻中焦的脘腹胀满、苔厚腻者不宜食用。

香蕉蜜桃鲜奶

食疗菜例

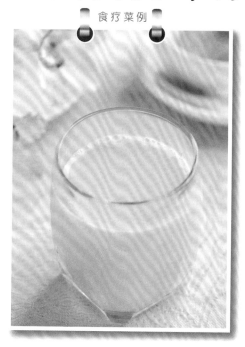

主料：香蕉 50 克，蜜桃 100 克，鲜奶 120 毫升。
辅料：蜂蜜、柠檬汁、凉开水各适量。

❖ 制作过程

◆ 1. 将香蕉去皮，切成数段；蜜桃洗净，削皮，去核，切小块。
◆ 2. 取豆浆机，放香蕉段、蜜桃块、蜂蜜、鲜奶、凉开水，接通电源，按"果蔬冷饮"键榨汁。
◆ 3. 榨好的果汁取出，倒入杯中，加柠檬汁数滴即可。

食疗分析 桃的果肉中富含蛋白质、钙、磷、铁和维生素 B、维生素 C 及大量的水分，对慢性支气管炎、支气管扩张症、肺纤维化、肺不张、矽肺、肺结核等出现的干咳、咳血、慢性发热、盗汗等症，可起到养阴生津、补气润肺的保健作用。

饮食宜忌 未成熟或烂的蜜桃不要吃。

橙 子

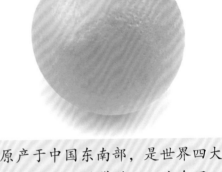

◆ **别名：** 金球、香橙、柳橙、柳丁

◆ **食用性质：** 味甘、酸，性凉

◆ **食疗成分：** 维生素 C、胡萝卜素

橙子为芸香科植物橙树的果实，原产于中国东南部，是世界四大名果之一。橙子分甜橙和酸橙，酸橙又称缸橙，味酸带苦，不宜食用，多用于制取果汁，很少用来鲜食。鲜食以甜橙为主。甜橙果实为球形，汁多，富有香气，是人们喜欢吃的水果之一。

营养功效

橙子含有大量维生素 C 和胡萝卜素，可以抑制致癌物质的形成，还能软化和保护血管，促进血液循环，降低胆固醇和血脂，对防治冠心病有一定的作用。

经常食用橙子对预防胆囊疾病有效。

橙子发出的气味有利于缓解人们的心理压力，但仅有助于女性克服紧张情绪，对男性克服紧张情绪的作用却不大。

橙子所含纤维素和果胶物质，可促进肠道蠕动，有利于清肠通便，排除体内有害物质。

橙皮的止咳化痰功效胜过陈皮，是治疗感冒咳嗽、食欲不振、胸腹胀痛的良药。

饮食宜忌

橙子适宜胸膈满闷、恶心欲吐以及瘿瘤之人食用，适宜饮酒过多、宿醉未消之人食用。

糖尿病患者忌食；饭前或空腹时不宜食用；橙子性凉、味酸，一次不宜食用过多。

购存技巧

首先，橙子并不是越光滑越好，进口橙子往往表皮破孔较多，比较粗糙，而经过"美容"之后的橙子，则非常光滑，几乎没有破孔；其次，买之前，可以用白餐巾纸最好是用湿纸巾在水果表面擦一擦，如果上了色素，一般都会在餐巾纸上留下颜色。

橙子应放在通风阴凉处保存，每个果实要分开，不要重叠，以免生热霉坏。放入冰箱的橙子也最好用网兜兜好，以保证通风性。

食用方法

把平时吃饭用的普通的小铁勺子，把橙子一头开个圈，把勺子凸起的那面朝上，从开好的小口伸进去，顺着橙子的弧度向下稍用力，到底，抽出勺子，然后重复以上动作，直到整个橙子皮与肉分离，很容易就剥开了，也不会伤到果肉。

主料：干玫瑰花 20 克，橙子 100 克。
辅料：蜂蜜适量。

玫瑰香橙汁

食疗菜例

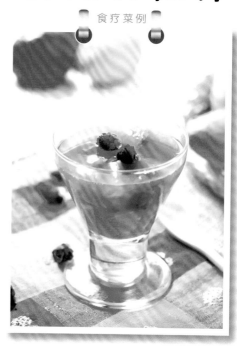

❋制作过程

- ◆1. 将干玫瑰花用清水浸泡 10 分钟；橙子去皮，切小方块。
- ◆2. 将锅置火上，锅中注入清水适量，入干玫瑰花煮开，再加橙子稍煮片刻。
- ◆3. 待茶汤凉却，加蜂蜜即可。

食疗分析 玫瑰花所含的玫瑰油能协调人的免疫和神经系统，增进消化道功能，修复细胞，健体美容。玫瑰花还能调节内分泌，活血散淤，将毒素排出体外，有消除色素沉着、滋润皮肤的作用。

饮食宜忌 阴虚有火者勿服。

胡萝卜鲜橙汤

食疗菜例

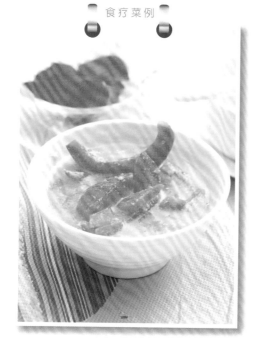

主料：胡萝卜 500 克，西红柿 100 克，蔬菜汤 1000 毫升，橙子 200 克。
辅料：香草、盐、胡椒粉各适量。

❋制作过程

- ◆1. 将胡萝卜洗净，去皮，切片；橙子去皮榨汁，取橙汁待用。
- ◆2. 将西红柿洗净，切块，与蔬菜汤、橙汁、胡萝卜一同放入煮至沸腾。
- ◆3. 加入香草、盐、胡椒粉，再用小火煮 20 分钟左右至胡萝卜软烂，盛出，冷却即可。

食疗分析 西红柿所含的苹果酸或柠檬酸，有助于胃液对脂肪及蛋白质的消化。

饮食宜忌 菌痢及溃疡活动期病人不宜食用。

主料：橙子200克，牛奶140毫升，豌豆60克。
辅料：蜂蜜适量。

柳橙牛乳汁

食疗菜例

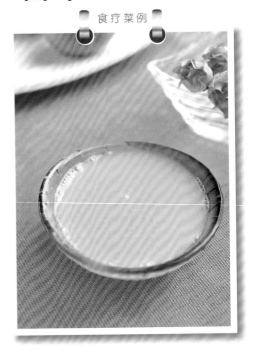

❈ 制作过程

◆1. 将豌豆用清水浸泡1小时，泡软；橙子洗净去皮，切小块。
◆2. 将豌豆、橙子块、牛奶、蜂蜜一起放入榨汁机中，搅拌均匀即可。

食疗分析 豌豆中富含膳食纤维，能促进大肠蠕动，保持大便通畅，起到清洁大肠的作用。蜂蜜对肝脏有保护作用，能促使肝细胞再生，对脂肪肝的形成有一定的抑制作用。

饮食宜忌 橙子有养颜美容、纤体瘦身的功效，适宜减肥期女性食用。

柳橙燕麦粥

食疗菜例

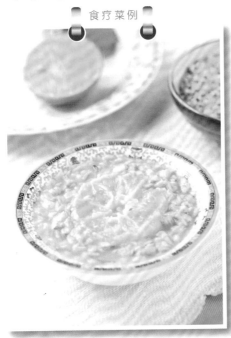

主料：燕麦100克，橙子100克。
辅料：玫瑰花酱、糖各适量。

❈ 制作过程

◆1. 将燕麦洗净，用清水浸泡；橙子切开，取果肉。
◆2. 将锅置火上，锅中放入清水和燕麦，煮至沸腾，转小火熬制。
◆3. 待粥呈稠腻状，加入玫瑰花酱、橙肉、糖拌匀，稍煮即可。

食疗分析 橙子具有生津止渴、开胃下气的功效。燕麦中含有极其丰富的亚油酸，对脂肪肝、糖尿病、浮肿、便秘等有辅助疗效，对老年人增强体力、延年益寿也是大有裨益。

饮食宜忌 吃燕麦一次不宜太多，否则会造成胃痉挛或是胀气。

菠萝

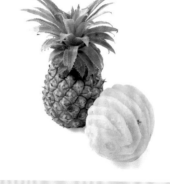

◆ **别名**：番梨、露兜子、凤梨

◆ **食用性质**：味甘、微酸，性平

◆ **食疗成分**：蛋白酶

> 菠萝是菠萝科菠萝属多年生草本果树植物的果实，是热带和亚热带地区的著名水果，我国主要栽培地区有广东、海南、广西、台湾、福建、云南等省区。菠萝果形美观，汁多味甜，有特殊香味，是深受人们喜爱的水果。

营养功效

菠萝中所含的蛋白酶有使血液凝结块消散的作用，可防止血栓形成，所以吃菠萝在一定程度上有助于预防或缓解冠心病，降低冠心病的死亡率。

菠萝含有一种叫"菠萝朊酶"的物质，它能分解蛋白质，溶解阻塞于组织中的纤维蛋白和血凝块，改善局部的血液循环，消除炎症和水肿。

菠萝具有健胃消食、补脾止泻、清胃解渴的功效。菠萝的诱人香味则是来自其成分中的酸丁酯，具有刺激唾液分泌及促进食欲的功效。

饮食宜忌

特别适宜身热烦躁、肾炎、高血压、支气管炎、消化不良者食用。

患有溃疡病、肾脏病、凝血功能障碍者应禁食菠萝，发烧及患有湿疹疥疮者也不宜多食。

购存技巧

优质菠萝的果实呈圆柱形或两头稍尖的卵圆形，大小均匀适中，果形端正，芽眼数量少。如果菠萝的果实顶部充实，果皮变黄，果肉变软，呈橙黄色，说明它已达到九成熟。如果不是立即食用，最好选果身尚硬，色光为浅黄带有绿色光泽，约七八成熟的品种为佳。

菠萝在 6 ～ 10℃下保存，果皮会变色，果肉也会成水浸状，因此不要放进冰箱储藏，要在避光、阴凉、通风的地方储存。

食用方法

除了生吃鲜食外，还能制罐头、果汁、蜜饯、脱水食品、盐渍食物等，其株茎还可以当作饲料或抽取成分制保肝药。

将菠萝果肉洗净榨取果汁，加入凉开水和食盐，搅匀后服用，具有清热解渴、除烦的功效，适用于虚热烦渴之症。糖尿病患者饮用也大有裨益。

主料：菠萝 600 克，鲜奶 100 毫升。

辅料：莲子 50 克，马蹄粉 30 克，糖适量。

菠萝莲子牛奶糖水

食疗菜例

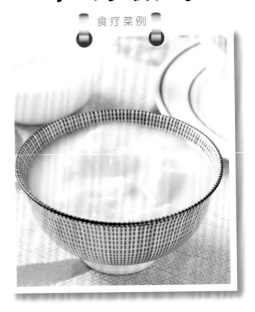

✽ 制作过程

◆ 1. 将莲子温水浸软，去掉莲心；菠萝去皮，切成大块；马蹄粉开糊待用。

◆ 2. 将锅置火上，放入莲子和 1000 毫升清水熬煮 30 分钟。

◆ 3. 加入菠萝和糖煮 10 分钟。

◆ 4. 加入鲜奶，稍沸后倒入马蹄粉勾芡即可。

食疗分析 菠萝性味甘平，具有健胃消食、补脾止泻、清胃解渴等功效。莲子有补脾止泻、益肾涩精、养心安神等功效，可用于脾虚久泻、遗精带下、心悸失眠。

饮食宜忌 菠萝不宜与萝卜同食，两者同食不仅会破坏菠萝中的维生素 C，还会促使菠萝所含的类黄酮物质在人体肠道内转化为二羟苯甲酸和阿魏酸，可诱发甲状腺肿大。

菠萝炒牛肉

食疗菜例

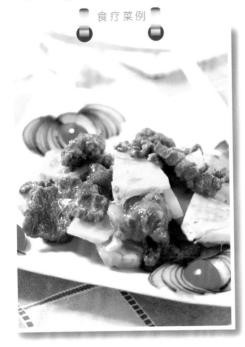

主料：牛肉 250 克，菠萝 300 克。

辅料：料酒、蚝油、食用油、生姜粉、淀粉、盐、糖、胡椒粉各适量。

✽ 制作过程

◆ 1. 将牛肉横切成片，加食用油、糖、生姜粉、淀粉、胡椒粉、料酒抓匀，腌 15 分钟左右。

◆ 2. 将菠萝清洗干净，切成小块，用淡盐水浸泡几分钟后取出沥干水待用。

◆ 3. 炒锅入食用油烧热，将腌好的牛肉倒入，快速翻炒，加入适量蚝油，放入菠萝块，快炒即可。

食疗分析 菠萝中所含的蛋白质分解酵素可以分解蛋白质及助人体消化作用，对于长期食用过多肉类及油腻食物的现代人来说，是一种很合适的水果。

饮食宜忌 消化不良者宜食。

主料：莴笋 500 克，菠萝 200 克。

辅料：盐、味精、白醋、糖各适量。

菠萝莴笋

食疗菜例

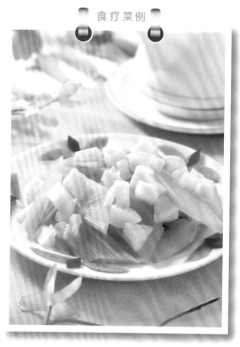

❄ 制作过程

◆ 1. 将莴笋洗净后切片，用开水烫熟，控干，再放盐稍腌片刻，入凉开水中漂洗一次，沥净水分，盛入盘内。

◆ 2. 将菠萝切成小丁盛碗内，放入糖水（糖预先用适量凉开水化开）、白醋、味精拌匀，置冰箱内镇凉。

◆ 3. 食用时，将菠萝及糖水浇在莴笋片上即可。

食疗分析 此菜具有清热解暑止渴、消食止泻之功效。莴笋性凉，味苦、甘。其营养很丰富，能促进发育，有助于人的发育生长；改善心肌收缩功能，对高血压、心脏病、肾脏病都有食疗作用。

饮食宜忌 发烧、患有湿疹疥疮及有眼疾者不宜多吃。

苹果菠萝汁

食疗菜例

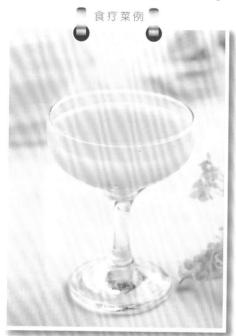

主料：菠萝 200 克，苹果 150 克。

辅料：柠檬 10 克。

❄ 制作过程

◆ 1. 将苹果、菠萝去皮，切小块；柠檬切成薄片。

◆ 2. 将菠萝块、苹果块入榨汁机，搅拌，榨汁。

◆ 3. 榨汁完成，取出，挤入适量柠檬汁即可。

食疗分析 苹果中的胶质和微量元素铬能保持血糖的稳定，还能有效地降低胆固醇，苹果特有的香味可以缓解压力过大造成的不良情绪，还有提神醒脑的功效。菠萝可以消除身体的紧张感和增强肌体的免疫力。

饮食宜忌 忌与水产品同食，否则易导致便秘。

图书在版编目（CIP）数据

冠心病食疗菜谱 / 犀文图书编. — 南京：江苏科

学技术出版社，2013.3

（常见病食疗菜谱丛书）

ISBN 978-7-5537-0417-3

Ⅰ. ①冠… Ⅱ. ①犀… Ⅲ. ①冠心病—食物疗法—菜

谱 Ⅳ. ①R247.1②TS972.161

中国版本图书馆CIP数据核字(2012)第290208号

常见病食疗菜谱丛书

冠心病食疗菜谱

策 划 · 编 写	犀文圖書
责 任 编 辑	樊 明　葛 昀
责 任 校 对	郝慧华
责 任 监 制	曹叶平　周雅婷

出 版 发 行	凤凰出版传媒股份有限公司
	江苏科学技术出版社
出版社地址	南京市湖南路1号A楼，邮编：210009
出版社网址	http://www.pspress.cn
经　　　销	凤凰出版传媒股份有限公司
印　　　刷	广州汉鼎印务有限公司

开　　　本	710mm×1 000mm　1/16
印　　　张	10
字　　　数	100 000
版　　　次	2013年3月第1版
印　　　次	2013年3月第1次印刷

标 准 书 号	ISBN 978-7-5537-0417-3
定　　　价	29.80元

图书如有印装质量问题，可随时向印刷厂调换。